간암 가이드북

간암 분야의 〈한국 최고 의사〉 윤승규

간암 가이드북

윤승규(강남성모병원 소화기내과 전문의) 지음

우리나라에서 질병으로 인한 사망 원인 가운데 가장 높은 비율을 차지하는 질환은 암성 질환이고, 그 중에서도 원발성 간세포암은 남성에게 위암 다음으로 사망률이 높은 암이다.

잘 아시다시피 간암의 발생 빈도가 높은 이유는 간암을 유발하는 원인인 B형 간염 바이러스 감염에 의한 만성간염이 발생하고, 반복되는 염증 반응으로 간경변이 되고, 급기야 간암이 생기는 병기를 갖는 것이 특징이기 때문이다. 요즘 B형 간염 바이러스 감염의 예방이 시행되고 있으나, 우리나라의 경우 B형 간염 바이러스의 보유율이 6~8%로 간암 발생의 가능성은 많다.

20여 년 전만 해도 원발성 간암의 조기 진단과 치료를 위한 기법들이 발달되지 않아서 대다수 환자들은 진행된 간암으로 병원을 찾으나 간암 진단 후 6개월을 넘기지 못하고 사망했다. 그러나 간암 퇴치를 위한 진단과 치료 방법에 대한 의학자들의 부단한 노력으로 이제는 기초적인 영상

검사와 혈청검사 등을 이용, 만성 B형 간염이나 간경변 환자의 지속적이며 주기적 추적검사로 조기 진단이 가능해졌다. 그 치료 방법도 다양해지고 적절한 시기에 적절한 방법을 이용하면 간암의 사망률을 현재보다 훨씬 낮출 수 있게 되었다. 그러나 간암 환자와 의사, 그리고 환자 가족 간에 간암에 대한 의사소통 부족, 환자나 가족들의 병에 대한 지식이나 인식 부족으로 발달된 진단과 치료법의 혜택을 받지 못하고 기회를 놓치는 경우가 아직도 많다.

이번에 출간된 《간암 가이드북》은 가톨릭의과대학 내과학교실 간장질환부의 책임교수인 윤승규 교수가 의료인의 사명과 인간사랑의 정신으로 그간 꾸준히 연구하고 경험하며, 환자와 보호자들과 지내면서 겪었던 의학지식과 해결방법에 대해 일반인들이 이해하기 쉽도록 설명해놓았다. 이는 곧 조난당한 선원들에게 등대와 같은 역할을 하지 않을까 생각한다.

윤 교수는 B형과 C형 간염 바이러스 감염에 의한 간암의 발생기전에 대해 국내외적으로 널리 알려진 의학자다. 또한 계속해서 이 방면에 몰두하는 그는 우리나라 간장 질환 연구에 크게 기여할 것으로 기대되는 의학자다.

이 책은 전문 도서라기보다 환자나 보호자들이 마치 의사와 간암에 대해서 서로 문진하는 형식을 취한 것이 특징이다. 아무쪼록 이 책이 간암에 대해 관심이 많은 의사나 환자 그리고 가족들에게 희망의 선물이 되었으면 한다. 다시 한번 이 책을 펴내기 위해 불철주야 심혈을 기울인, 필자인 윤승규 교수의 노고를 치하하며 하는 일마다 주님의 은총이 있기를 기원한다.

의학박사 김부성(순천향대학교 의무부총장 겸 의료원장)

간암은 적극적인 조기 진단으로
최악의 상태를 예방할 수 있다

    불확실한 시대에 사는 우리들에게 암이라는 질병은 또 하나의 스트레스입니다. 누구나 암 진단을 받으면 심한 분노와 절망감 그리고 상실감을 느낄 것입니다. 같은 사람인데 왜 누구는 건강하게 살고 누구는 불치병을 겪으면서 인생을 마감해야 하는지 허탈감도 느낄 것입니다. 하지만 분명한 것은 적극적으로 암과 싸우려고 만반의 태세를 갖추고 있는 환자와 자포자기의 심정으로 하루하루를 보내는 환자와는, 생존율과 삶의 질에서 큰 차이를 보일 것입니다.

    최근 한 보고에서 암 환자가 암 자체로 사망하는 것보다, 심한 정신적인 스트레스에 의한 체내 면역체계의 붕괴로, 2차적인 합병증이 생겨 사망하는 것이 더 많다는 보고를 보았습니다. 이렇듯 환자에게 '희망과 용기'는 어떠한 치료약보다도 더 강력한 무기가 될 수 있습니다.

    요즘에는 인터넷과 매스컴을 통한 정보의 홍수 속에서 '간암'이라는 단어를 누르면 수천 가지 종류의 글들이 올라옵니다. 다 읽어보지는 못하지만 너무도 황당한 내용들에 한숨을 지을 때가 많습니다. 어설프게 알고 환자에게 어떤 치료를 적용하느니, 차라리 모르고 안 했더라면 하는 후회를 하는 환자와 보호자도 보았습니다.

이 책은 필자가 임상에서 많은 간암 환자를 진료하면서 얻은 경험을 토대로 과학적으로 인정된 사실에 근거하여 정리했습니다. 다소 전문용어가 많아 일반인들이 이해하기가 어려울 것 같아 가능한 한 알기 쉽게 풀어 쓰려고 노력했습니다.

간암은 다른 암과 달리, 원인이 비교적 잘 밝혀져 미리 조심하고 생활하면 충분히 최악의 상태를 예방할 수 있는 질병입니다. 또한 장기의 위치로 볼 때 간암은 접근이 매우 쉽고 혈관 분포도 특징적으로 독립되어 있기 때문에, 조기에만 발견된다면 수술적으로 완치될 수 있고, 국소적으로 치료하여 생존율도 충분히 높일 수 있습니다. 다만 늦게 발견되면 그만큼 예후가 나쁜 질병입니다.

간암의 약 90퍼센트를 차지하는 주요 원인은 B형과 C형 간염 바이러스입니다. 따라서 이러한 간염 바이러스 보유자들이 철저하게 자기 몸 관리를 한다면 충분히 간암으로 진행되는 것을 예방할 수 있습니다. 설령 간암이 생긴다 할지라도 조기에 발견되기 때문에 완치 가능성이 충분히 있다고 확신합니다.

사회생활을 하면서 자신의 질병을 드러내놓고 생활하기란 쉽지 않습니다. 특히 간염 바이러스에 대해 아직까지 선입관을 가지고 늘 전염성 여부를 묻는 사람들 때문에 환자는 위축감과 죄책감을 느낄 수도 있습니다.

하지만 간염 바이러스는 일상생활에서 전염되는 것이 아니므로 그런 생각은 빨리 떨쳐버리는 것이 필요하고, 적극적으로 치료받거나 관리하는 것이 중요합니다.

필자는 많은 간암 환자와 보호자를 대하면서 때때로 현대 의학으로 해결할 수 없는 한계성에 안타까움과 죄스러움을 느낄 때가 있습니다. 이러한 죄스러움을 조금이라도 갚아보고자 이 책을 집필하였으나 왠지 아직은 부족하고 낯설어 보입니다. 하지만 이 책이 환자나 그 가족에게 도움이 될 수 있다면 조금은 홀가분해질 수 있을 것 같습니다.

오늘날 필자가 의료인이자 교육자로서의 사명을 가지고 전문의로서 제 역할을 할 수 있도록 이끌어주시고 격려해주신, 영원한 스승이신 김부성 교수님께 진심으로 감사드립니다. 또한 부족한 저를 믿고 자신의 몸을 맡기고 치료에 임하시는 모든 간암 환자분과 그 가족에게 이 책을 바칩니다.

3장 간암의 치료와 재발

1장

간암이란 무엇인가

간암은 조기 발견하면 완치율도 높다
재생력 강한 간의 기능

간암은 조기 발견하면 완치율도 높다

암, 운명을 거부한 정상 세포들의 반란

세포는 인체를 구성하는 가장 작은 단위로서, 이는 인체를 건축물에 비유하자면 벽돌 하나하나와도 같은 것이다. 이러한 세포는 생체 활동의 필요에 따라 생성 또는 소멸하기도 하며 정상 생체 리듬을 유지하도록 아주 정밀한 프로그램에 따라 통제된다. 하지만 이러한 통제 프로그램에 이상이 생기면 세포는 멋대로 분열과 증식을 반복하면서 정상 세포의 기능을 파괴한다. 이것이 계속 성장하면 주변 장기로 파고들어가거나 혈관이나 림프관을 따라 다른 장기로 전이(轉移)되어 각 장기를 침범해 그들의 기능까지 소실시킴으로써 사망에 이르게 만든다. 즉, 암은 한마디로 '운명을 거부한 정상 세포들의 반란'인 것이다.

암은 처음 발생되는 장기에 따라 다양한 암으로 분류되고, 각각의 종양은 성장 속도를 포함하여 서로 다른 다양한 특징을 나타낸다. 따라서 그 암의 특성에 근거하여 진단이나 치료전략이 수립된다.

일반인들은 흔히 종양과 암을 혼동하여 때로는 당황하기도 한다. 종양은 크게 양성종양benign tumor과 악성종양malignant tumor으로 분류된다.

양성종양은 사마귀나 지방종과 같이 세포가 증식하지만 속도가 느리고 생명에는 지장이 없다. 그러나 악성종양은 진행 속도가 빠르고 각 장기를 암세포로 대치시키면서 전이까지 일으키는 종양이다. 이를 '암'이라고 한다. 암은 크게 두 가지로 분류하는데 하나는 조직의 특징에 따른 분류이며, 다른 하나는 암이 발생한 장기에 따라 위암, 간암, 폐암 등으로 분류하는 방법이 있다.

우리나라 국민의 5대 사망 원인

통계청 자료에 따르면 우리나라 사람들의 5대 사망 원인은 주로 암, 순환기 질환, 호흡기 질환, 소화기 질환 그리고 대사성 질환 혹은 감염성 질환이다.

1980년대부터 2000년대까지 질환의 변화 추이를 살펴보면 과거에는 순환기 질환이 가장 많은 사망 원인이었다. 그러나 최근에는 암이 사망 원인 1위를 차지하고 있다. 또한 감염성 질환은 줄어드는 반면, 당뇨병을 포함한 대사성 질환에 의한 사망이 늘어나는 추세다.

우리나라 국민의 5대 사망 원인 질환 변화 추이

연도	총사망자(명)	1위	2위	3위	4위	5위
2001	242,730	암 (24.8%)	순환기 (23.8%)	호흡기 (6.5%)	소화기 (5.9%)	대사성 (5.1%)
2000	247,346	암 (23.9%)	순환기 (23.7%)	호흡기 (6.5%)	소화기 (6.0%)	대사성 (4.8%)
1999	246,539	순환기 (23.3%)	암 (22.3%)	소화기 (6.1%)	호흡기 (5.3%)	대사성 (4.5%)
1997	238,714	순환기 (23.4%)	암 (22.2%)	소화기 (6.6%)	호흡기 (4.7%)	감염성 (3.9%)
1983	212,516	순환기 (27.8%)	암 (12.5%)	소화기 (8.5%)	호흡기 (4.7%)	감염성 (4.5%)

우리나라 암 환자의 발생 현황

2002년 '한국 중앙 암 등록사업' 보고에 따르면, 우리나라에서 발생하는 10대 호발암의 장기를 순서대로 살펴보면 위(20.2%)가 가장 흔하고, 다음으로 기관지와 폐(11.9%), 간과 간내담관(11.3%), 대장(11.2%), 유방 (7.4%), 갑상선(4.9%), 자궁경부(4.0%), 조혈계와 세망내피계(2.6%), 췌장 (2.4%)과 방광(2.2%) 순이었다.

성별에 따른 호발암을 분석해보면 남성의 경우, 10대 호발암의 순위는 위암(24.0%)-폐암(16.0%)-간과 간내담관암(15.4%)-대장암(11.6%)-방광암 (3.2%)-전립선암(3.0%)-식도암(2.8%)-조혈계와 세망내피계암(2.7%)-췌장

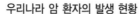

우리나라 암 환자의 발생 현황

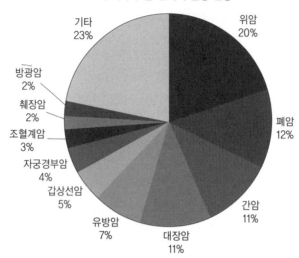

암(2.5%)-신장암(2.0%)이었다.

반면 여성의 경우는 유방암(16.8%)-위암(15.3%)-대장암(10.7%)-갑상선암(9.5%)-자궁경부암(9.1%)-폐암(6.6%)-간과 간내담관암(6.0%)-난소암(3.6%)-조혈계와 세망내피계암(2.5%)-췌장암(2.3%) 순이었다.

암은 어떻게 발생하는가

일반적으로 암은 유전자의 이상으로 알려져 있는데, 크게 암을 일으키는 '종양 유전자^{oncogene}'와 암의 발생을 억제시키는 '종양 억제 유전자^{tumor}

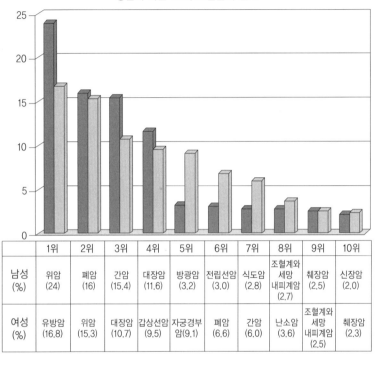

성별에 따른 10대 호발암의 빈도

	1위	2위	3위	4위	5위	6위	7위	8위	9위	10위
남성 (%)	위암 (24)	폐암 (16)	간암 (15.4)	대장암 (11.6)	방광암 (3.2)	전립선암 (3.0)	식도암 (2.8)	조혈계와 세망 내피계암 (2.7)	췌장암 (2.5)	신장암 (2.0)
여성 (%)	유방암 (16.8)	위암 (15.3)	대장암 (10.7)	갑상선암 (9.5)	자궁경부암(9.1)	폐암 (6.6)	간암 (6.0)	난소암 (3.6)	조혈계와 세망 내피계암 (2.5)	췌장암 (2.3)

suppressor gene' 로 나뉜다. 따라서 암은 종양 유전자가 과다하게 발현되거나 종양 억제 유전자에서 돌연변이가 일어나 암을 제어하지 못할 경우에 생긴다. 그러나 암은 종류에 따라 그 원인과 발병기전이 다양하다.

　간암의 경우는 B형과 C형 간염 바이러스가 주원인이다. 이 바이러스에 의해 만성 간질환을 거쳐 간암으로 진행되는 경우도 있고, 바이러스 성분이 직접 유전자에 이상을 일으켜 암을 유발할 수도 있다. 따라서 암의 발생기전을 이해하려면 장기의 정상 생리와 기능의 특성을 알아야 한다. 또한 흡연과 같이 여러 장기의 기능을 저해하는 요인들을 알아야 발병기전도 이해할 수 있다.

암은 모든 연령층에서 발생할 수 있으나 일반적으로 나이가 들수록 암이 생기는 확률은 점차 높아진다. 그 이유는 나이가 들면서 모든 조직 세포에서 노화현상이 일어나고, 이러한 과정 가운데 비정상 세포가 생기는 확률도 높아진다. 즉, 정상적으로 이러한 세포는 여러 과정을 거쳐 제거되거나 새로운 세포로 대치되어야 하는데 그러한 능력이 떨어지기 때문에 암세포가 성장하기 쉬운 것이다.

간에서 발생하는 혹의 종류

간에는 여러 종괴(혹) 혹은 종양이 발생한다. 일반적으로 건강 검진을 받아 간에 혹이 보인다고 하면 놀라서 병원으로 달려오는 사람들이 많다. 그러나 간 내 양성종양은 생명에 전혀 지장이 없다. 이는 세포의 증식 속도가 느리고 조직의 기능에 영향을 미치지 않아 이에 대해 크게 우려할 필요는 없다. 하지만 악성종양, 흔히 말하는 암은 생명에 치명적인 영향을 끼치므로 이에 대한 조기 발견과 적절한 치료가 반드시 필요하다.

간은 다양한 세포로 구성된 장기로, 간에서 발생하는 종양의 형태도 다양하다. 이들 가운데 악성종양도 있고 양성종양도 있는데, 이러한 종양들은 발생 원인이 서로 다르기 때문에 치료 방법도 다르다.

양성종양

간에서 발생하는 양성종양은 간을 구성하는 다양한 세포로부터 발생된다. 예를 들어, 간선종은 간세포로부터 발생되고, 담관낭선종은 담관상피세포로부터 발생된다. 또한 간낭종이나 국소성 결절성 증식증과 같은 종양은 엄밀하게 조직학적으로 분류해보면 종양유사 병변에 해당한다.

양성종양들의 증상은 주로 종양의 크기와 관련이 있다. 따라서 크기가 클수록 종양 안에서 출혈이나 감염 등이 일어나 복통이나 발열 혹은 쇼크와 같은 증상이 나타날 수 있다. 하지만 대부분은 자라는 속도가 늦고 크기가 작아 큰 불편함 없이 일생 동안 지내는 경우가 많다.

간 내 양성종양을 조직학적으로 분류해보면 다음 표와 같다.

양성종양의 조직학적 분류

상피성 양성종양
간세포성 선종liver cell adenoma
담관선종bile duct adenoma
담관낭선종bile duct cystadenoma

비상피성 양성종양
혈관종hemangioma
영아혈관내피종infantile hemangioendothelioma
림프관종lymphangioma
혈관근지방종angiomyolipoma
가성지방종pseudolipoma
섬유종fibroma
근종leiomyoma

1) 혈관종

혈관종은 간에서 가장 흔히 발견되는 양성종양으로 혈관에서 간의 중간엽조직mesenchymal tissue에서 발생하고, 주로 30~50대 여성에게서 잘 생기는 것으로 알려져 있다. 아직도 이 종양이 왜 생기는지는 확실하게 규명되지 않았으나, 호르몬에 의한 영향과 연관성이 있어 임신 중에는 좀더 커지는 경향이 있다고 보고된 바 있다. 이 종양은 거의 증상을 일으키지 않아 치료할 필요는 없으나, 간혹 크기가 너무 커서 주변 장기를 압박하거나 종양 내 출혈이 생겨 복통과 같은 증상을 나타내면 수술을 할 수도 있다. 하지만 대부분의 환자는 특별한 치료 없이 정기적으로 크기만 관찰하면 된다.

2) 간낭종

간낭종도 흔히 발견되는 양성종양으로 물혹이라고 부르기도 한다. 우연히 건강 검진 후에 발견되는 경우가 많은데, 이는 생명에 영향을 주는 종양이 아니므로 증상이 없으면 일반적으로 치료하지는 않는다.

간낭종은 담관의 상피세포로부터 발생되고, 발생률은 여성이 남성보다 4~5배 높다고 알려져 있다.

낭종은 대부분 크기가 1센티미터 이하로 여러 개가 동시에 생기는 경우가 많으나 간혹 10센티미터 이상의 크기로 자라는 경우도 있다. 이렇게 큰 낭종의 경우에는 간혹 복부에 불쾌감 등이 나타날 수 있으며, 이 낭종에 출혈이나 감염이 생기면 통증이나 열이 일어나기도 한다.

증상이 점점 심해지면 간혹 낭종에 차 있는 물을 제거하여 감압한 후에 무수無水 알코올 등으로 낭종 안의 상피세포를 죽임으로써 치료를 시도할 수 있다. 낭종에 대한 추적 검사는 그 크기가 자라는 속도에 따라 6개월에서 1년 간격으로 주기적으로 관찰한다.

3) 간선종

간선종은 간세포에서 발생하는 종양으로, 주로 피임약을 복용하는 여성에게서 잘 생긴다. 종양의 크기가 적을 때는 별다른 증상이 없으나 종양의 크기가 커지면 우측 복부에 압박감이나 통증이 나타날 수 있고, 종양 내에 출혈이 생기면 쇼크를 일으킬 수도 있다.

진단은 간 초음파나 CT 스캔 등으로 보일 수 있으나 간조직 검사로 확진한다. 치료는 원인이 되는 약물을 중단해야 하고 특별한 증상이 없거나 종양 내 출혈 등이 없는 경우는 치료할 필요가 없다. 그러나 주변 장기를 압박하는 증상이 있거나 종양의 크기가 너무 커서 파열될 가능성이 있을 경우에는 수술로 제거하는 편이 낫다.

또한 이 종양은 극히 일부분에서 악성종양으로도 진행될 수 있어 수술로 제거하지 않은 경우에는 주기적인 관찰이 필요하다.

4) 국소성 결절성 증식증

국소성 결절성 증식증은 간 내 여러 종류의 세포에서 발생할 수 있는 양성종양으로, 간 스캔이나 CT 스캔 등을 받아 그 증세로 의심되면 조직학적 검사로 확진하는 것이 중요하다.

일반적으로 치료는 필요 없으나 상복부 압박감과 같은 동통을 느낄 경우에는 수술을 통해 제거를 고려한다.

5) 담관낭선종

낭성 질환cystic disease은 주머니 혹은 포켓 모양을 이루는 의미로 쓰이는 용어다. 담관에 생기는 낭성종양에는 양성종양인 담관낭선종과 악성종양인 담관낭선암biliary cystadenocarcinoma이 있다.

담관낭선종은 담관의 점막층을 이루는 상피세포에 의해 형성되는 종양으로, 대부분 증상이 없으나 담관낭선종에서 점액이 분비되어 주머니에 차게 되면 간혹 담관 폐쇄도 일어날 수 있다. 담관낭선종은 주로 30~70대의 여성에게 나타나며 간혹 우상복부 통증이나 황달 등이 나타날 수 있으며, 악성으로 변화할 수 있기 때문에 담관낭선종이 의심되면 수술적 절제를 고려해야 한다.

6)영아 혈관내피종

이 종양은 간의 중간엽조직에서 발생하는 종양으로 50% 이상이 피부

병변인 혈관내피종을 동반하고 있다. 이외에 혈관내피종은 소화기계, 기관지, 폐, 뇌 등에서도 발생된다. 환자의 80% 이상이 생후 6개월 이내에 진단되며 성별의 차이는 없다.

혈관내피종은 비록 양성종양이지만 동·정맥 단락 현상에 의한 울혈성 심부전증과 혈액응고 장애, 빈혈, 혈소판 감소와 같은 다른 장기의 합병증이 동반되어 예후가 매우 불량한 편이다.

치료는 임상 증상의 정도에 따라 다르고 간동맥의 혈류가 종양 내로 유입되면 심부전증이 더욱 심해진다. 따라서 환자가 살아갈 수 없기 때문에 이에 대한 치료방법으로 간동맥을 묶어주는 시술을 시행해보고 안 되면 간이식을 시행하는 경우도 있다.

악성종양

간에서 발생하는 악성종양은 크게 두 가지로 분류할 수 있다. 이는 간조직 자체 내에서 생기는 원발성 악성종양과 다른 장기에서 암이 생겨 간으로 전이된 '2차성 악성 간종양' 혹은 '간 내 전이암'이라 칭하기도 한다.

간에서 생기는 원발성 악성종양으로는 간세포에서 발생하는 간세포암 혹은 간세포암종hepatocellular carcinoma이 가장 대표적이다. 또한 간내담관 세포에서 발생하는 담관암cholangiocarcinoma, 맥관육종angiosarcoma 등이 있고, 발생 빈도는 간세포암종:담관암:기타 암의 비율이 100:10:1의 순이다.

1) 간세포암종

보통 간암하면 간세포암종을 의미한다. 이는 간세포에서 발생하는 종양으로 국내에서도 5대 호발암 가운데 하나이며, 주로 B형과 C형 간염 바이러스와 알코올 등에 의해 생긴다.

진단은 영상학적 검사들이나 혈액에서 종양 표지자 검사(알파 태아 단백 등)와 조직 검사로 확진한다. 치료는 암의 병기에 따라 다양하게 시행될 수 있는데, 가장 중요한 것은 암이 조기에 발견될수록 완치율이 높다는 점이다.

2) 담관암

담관은 간세포에서 만들어진 담즙을 이동하는 수로와 같아 작은 담관이 모여 조금 큰 담관을 형성하고 이어 간 내에서 가장 큰 총간관과 간 외의 총수담관을 통해 십이지장으로 분비된다.

담관암은 담관의 상피세포에서 발생하는 악성종양으로, 간 안의 담관에서 생긴 담관암과 간 외의 담관에서 생긴 담관암으로 분류된다.

일반적으로 담관암은 다음의 세 가지 유형으로 자라나간다.

- 담관 내에서 암세포가 스며들 듯이 퍼져나가는, 침습성 유형
- 담관 내에서 사마귀처럼 안쪽으로 자라 들어가는 유형
- 혹처럼 종괴를 형성하는 유형

이중 가장 진단이 어려운 유형이 침습성 유형이고 이것은 진단되었을

때 이미 암이 많이 진행된 경우가 대부분이므로 예후가 매우 불량하다.

담관암의 원인은 담관 자체가 선천적으로 확장되어 생긴 담관낭종 choledochal cyst, 원인 모르게 담관에 염증이 생기면서 굳어지는 원발성 경화성 담관염primary sclerosing cholangitis, 만성적으로 담관 내 결석이 있는 경우가 있다. 또한 동양인의 경우, 담관암의 많은 원인이 되는 간디스토마의 감염에 의해 오랫동안 담관성 간염이 지속된 경우들이다.

담관암의 증상은 초기에는 거의 나타나지 않다가 암이 자라서 담관을 막으면 담즙이 아래로 내려가지 못하여 눈의 흰자위가 노랗게 착색되는 황달이 오든가, 대변이 잿빛처럼 흰회색으로 보인다든가, 소변이 황갈색으로 나타날 수 있다. 또한 담즙이 정체되어 황달이 오면 피부 가려움증이 점차 심해져 피부과로 가는 환자들도 있다. 담관이 막히면 장내 세균이 과다하게 자라서 이들이 담관을 타고 거꾸로 올라와 담관염을 일으킬 수 있다. 이때는 심한 오한과 열이 나고 우상복부에 통증이 심하여 응급실을 방문하는 경우가 종종 있다.

담관암은 혈액 검사와 함께 초음파, CT 스캔과 같은 영상학적 검사, 그리고 담도를 조영하는 경피적 간담도 조영술이나 내시경을 통하여 검사하는 내시경적 역행성 담췌관조영술로 진단한다.

치료는 수술적 요법, 방사선 요법과 전신 항암화학 요법이 있다. 그러나 대부분 치료에 반응이 별로 좋지 않아 수술 후에 암이 다 제거되었더라도 5년 생존율이 약 절반도 안 되기 때문에 예후가 좋지 않다.

최근에는 간이식도 시도해보고 있지만 결과가 만족스럽지 못한 실정이다. 담관암 환자들이 심한 황달을 보일 때는 담관조영술을 시행하여 담관의 주행경로에서 어느 부분이 막히지 않았는지 확인해본다. 만일 막혔으면 몸 밖에서 도관을 담도에 삽입하여 담즙을 밖으로 배출하는 경피경간 담즙배액술을 시행하거나, 내시경적 역행성 담췌관조영술을 시행하여 스텐트를 삽입하여 담즙을 배액하도록 할 수 있다. 만일 이러한 시술이 이루어지지 않으면 환자는 결국 황달에 의한 전신적 합병증으로 인해 사망할 수 있다.

3) 맥관육종

간 내 혈관 내피 세포에서 발생하는 종양으로 폴리비닐^{polyvinyl}이나 조영제로 사용되었던 토로 트라스트^{thorotrast}에 노출되었을 경우에 생길 수 있다. 이 육종은 성장 속도가 매우 빠르고 주변 조직으로 전이가 빨라 예후가 매우 불량하다.

4) 전이암

다른 장기에서 발생한 암이 혈액이나 림프액을 통해 간으로 전이된 종양을 말한다. 주로 위암이나 대장암 같은 소화기암, 폐암 혹은 유방암에서의 전이가 많다.

간 내 전이암을 가진 환자의 증상은 복통, 체중 감소, 식욕 부진을 호소하고 복부를 만져보면 간이 커지고 딱딱함을 느낄 수 있다. 때로는 심한 복수로 인해 복부가 팽만해지는 경우도 있다.

전이암이 발견될 경우 거의 말기암에 해당하므로 현대 의학적으로는 어떠한 치료로도 크게 생존율을 높이지는 못하는 실정이다.

▌재생력 강한 간의 기능

해부학적으로 본 간의 구조

간은 우리 몸에서 가장 큰 장기로, 무게는 1,200∼1,500그램 정도다. 간은 오른쪽 갈비뼈 안의 우측 폐와 횡격막 아래에 위치하므로 숨을 쉴 때와 같이 위아래로 움직인다. 오른쪽 갈비뼈 밑을 손가락으로 눌러보면 간의 일부를 느낄 수 있다. 간은 역삼각형 모양이며, 우측엽과 좌측엽으로 나뉜다.

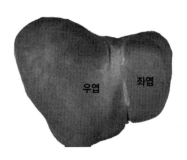

다른 장기와 달리, 간은 이중으로 혈액 공급을 받는 장기다. 전체 혈액의 75%는 간문맥에서, 25%는 간동맥에서 공급받는다. 간동맥은 산소가 풍부한 혈액으로 간에 혈액을 공급하고, 장에서 간으로 들어가는 간문맥은 영양소가 풍부한 혈액을 간에 공급한다.

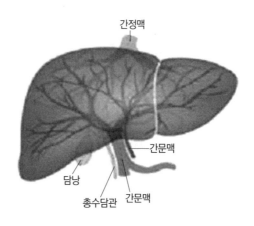

간담도는 간세포에서 형성된 담즙을 십이지장까지 운반하는 모든 관[筆]들을 말한다. 크게 간내담관, 간외담관 그리고 담낭으로 구분한다. 간에서 나오는 좌측과 우측 간내담도들은 간문에서 합쳐져 총간관을 이룬다. 이것이 담낭관과 합쳐져 총수담관을 형성하여 십이지장의 하행부로 들어간다.

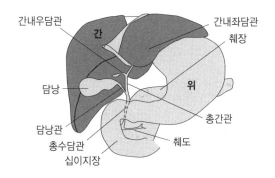

간내우담관 · 간 · 간내좌담관 · 췌장 · 담낭 · 위 · 담낭관 · 총간관 · 총수담관 · 췌도 · 십이지장

생체 기능에 필수적인 역할을 하는 간의 생리작용

간의 기능은 매우 복잡하고 다양한 것으로 알려져 있다. 즉, 간은 다양하고 총괄적인 대사 과정에 중요한 역할을 담당한다. 우리가 섭취하는 많은 식물성 혹은 동물성 성분 가운데에는 몸에 이로운 것들도 많지만 해로운 물질들도 있다. 이러한 해로운 물질들은 간에서 여러 가지 화학적 대사 과정을 거쳐서 소변이나 대변을 통해 체외로 배출된다.

또한 여러 가지 원인에 의해 간이 손상받아 간 절제술로 일부를 떼어내도 다른 장기와 달리 간세포는 다시 재생되고 분화되어 거의 정상에 가깝게 원상 복구될 수 있다. 이외에도 간은 여러 종류의 단백질을 합성하여 분비시킴으로써 생체 기능에 필수적인 역할을 한다.

간은 세균 침입에 대한 방어작용에 중추적인 역할을 한다. 특히, 간 내 세포 가운데 쿠퍼Kupffer 세포가 주로 이물질 혹은 박테리아를 잡아먹어치우는 대식 작용을 하며, 체내에 있는 바이러스 같은 물질을 면역체계에

제시하는 항원제시 세포 역할을 한다.

간에서 합성되는 담즙은 물, 전해질, 담즙산, 콜레스테롤, 인지질, 빌리루빈으로 구성되어 있다.

이러한 담즙의 주요 기능 두 가지는 다음과 같다.

- 담즙 내에 있는 담즙산은 소장에서 지방과 지용성 비타민을 소화하고 흡수하는 데 중요한 역할을 한다.
- 체내에서 생산되는 많은 노폐물들을 담즙과 함께 대변으로 배설하는 역할을 한다.

이렇게 담즙이 잘 생성되어 배출되면 대변이 황색으로 보이는 것이다. 따라서 대변이 잿빛이나 회색으로 보이면 이러한 담즙 대사에 장애가 있으므로 정밀 검사를 해봐야 한다.

간암은 어떻게 발생하는가

간암의 경우 B형과 C형 간염 바이러스가 주원인이다. 이 바이러스에 의해 만성 간질환을 거쳐 간암으로 진행되는 경우도 있고, 바이러스 성분이 직접 유전자에 이상을 일으켜 암을 유발할 수도 있다. 또한 흡연과 같이 여러 장기의 기능을 저해하는 요인들을 알아야 발병기전도 이해할 수 있다.

간암의 종류

양성종양은 간에 있어도 생명에는 지장이 없다. 그러나 악성종양, 흔히 말하는 암은 생명에 치명적인 영향을 끼치므로 조기 발견과 적절한 치료가 필요하다. 양성종양에는 혈관종, 간낭종, 간선종, 국소성 결정성 증식증, 담관낭선종, 영아 혈관내피종 등이 있다. 악성종양에는 간세포에서 발생하는 간세포암종과 담관암, 맥관육종, 그리고 전이암이 가장 대표적이다.

간의 기능

간은 체내에서 다양하고 총괄적인 대사 과정에 매우 중요한 역할을 담당한다. 해로운 물질들은 간에서 여러 가지 화학적 대사 과정을 거쳐 소변이나 대변을 통해 체외로 배출된다. 이외에도 여러 종류의 단백질 합성과 분비, 세균 침입에 대한 방어작용에 중추적인 역할을 한다.

2장

간암의 원인과 발견, 그리고 병기 결정

■ 간에 암세포가 생길 수 있는 **위험 요인**

　간암을 일으키는 여러 위험 요인들은 비교적 잘 알려져 있는 편이다. 그중 대표적인 위험 요인으로는 원인이 무엇이든 간에 간경변이 있는 경우, B형 또는 C형 간염 바이러스 감염, 알코올성 간질환을 들 수 있다. 이 외에 흡연이 간암의 발생인자로 분류되고 있고, 곡류나 콩류에 곰팡이가 번식하여 만들어내는 곰팡이 독인 아플라톡신aflatoxin도 간암을 유발한다. 최근 증가 추세에 있는 비만이나 당뇨에 의한 비알코올성 지방간염도 간암의 위험 요인이 될 수 있다.

간의 크기가 줄어들고 점차 굳어가는 간경변

　간경변이란 만성적으로 간에 염증이 지속될 경우 섬유화 현상에 의해 간이 점차 굳어지면서 크기가 줄어드는 질환이다. 이러한 변화가 오면 점차적으로 간의 기능이 저하되고 합병증이 생겨 정상적인 생활을 할 수 없게 된다.

이러한 간경변의 주 원인은 B형 또는 C형 간염 바이러스나 알코올 등이 있다. 결국 여러 원인에 의해 간경변의 변화가 오면 간에서 정상 세포가 변형되어 암세포로 진행될 가능성이 높아진다.

국내에서 가장 많은 간암의 원인, B형 간염 바이러스 감염

B형 간염 바이러스는 만성 간염이나 간경변과 같은 만성 간질환이나 간세포암을 일으키는 아주 작은 바이러스로, 감염자는 주로 아시아 지역과 아프리카 지역에 많이 분포한다.

전 세계적으로 만성 B형 간염을 앓고 있는 환자 수는 약 3억5천만 명으로 추정되고, 이들 가운데 매년 약 100만 명이 사망하고 있다. 우리나라에서도 가장 흔한 간암의 원인은 B형 간염 바이러스이며, 전체 간암 환자의 약 75% 이상을 차지한다.

점차 늘어가는 C형 간염 바이러스 감염

C형 간염 바이러스는 주로 수혈이나 오염된 주사기 등을 통하여 전파

되는 바이러스다. C형 간염은 1990년대 초에 진단이 가능해졌고, 그 이전에는 A형도 아니고 B형도 아닌 간염의 한 종류로 분류되었다.

최근 C형 간염 바이러스 감염자는 전 세계적으로 약 1억7천만 명으로 추산되고 있으며, 미국의 경우 약 400만 명, 일본 약 200만 명으로 보고되었으며, 우리나라의 경우 인구의 약 1~1.5%가 감염자로 추정되고 있다.

아직까지 국내에서는 B형 간염 환자가 더 많지만, 서구에서는 C형 간염이 가장 중요한 만성 간질환의 원인이 보고 있다. 게다가 C형 간염에 대한 백신 개발이 늦어질 경우, 우리나라에서도 향후 10년 이후에는 C형 간염이 더 많은 빈도를 차지할 것으로 보인다.

C형 간염은 일단 감염되면 만성화로 진행되는 비율이 매우 높아 (50~80%) 만성 간염이나 간경변의 주요 원인으로 꼽힌다. 이러한 질환이 경과될수록 간암의 발생 비율은 점차 높아질 수 있다.

다량의 음주

알코올을 적당히 마시는 것은 일상의 스트레스를 풀어주고 기분을 전환시켜 생활의 활력을 불어넣어 줄 수 있다. 하지만 오랜 기간 동안 습관적으로 많은 양을 섭취할 경우 간에 미치는 영향은 심각하다. 이러한 음주 습관은 만성 간염이나 간경변을 일으킬 수 있고, 일단 간경변이 오면 간암의 발생 확률이 점차 높아진다.

또한 B형 또는 C형 간염이 있는 환자들이 알코올을 많이 섭취할 경우에는 간암 발생률이 더 높아질 수 있다.

결코 간과할 수 없는 흡연

담배는 인체 내 모든 장기에 나쁜 영향을 미칠 수 있는 기호품이다. 흡연이 간암을 어떻게 일으키는지에 대한 기전은 아직 불명확하지만, 여러 역학적 연구에서 흡연은 분명 간암 발생 원인으로 보고되고 있다. 또한 흡연과 음주를 같이 하는 경우 간암의 발생률이 더 높아질 수 있다.

곰팡이 독, 아플라톡신

곰팡이가 번식하여 만들어낸 곰팡이 독이 암을 일으킬 수 있다. 특히, 이들 가운데 곡류나 콩류에서 발생하는 곰팡이 독인 아플라톡신 베타-1에 장기간 노출될 경우 간암이 생길 수 있다.

아플라톡신에 의해서 간암이 잘 생긴다고 보고된 지역은 중국 남부, 동남아시아 그리고 아프리카 등이다.

성별과 연령

일반적으로 간암은 여성보다 남성의 발생률이 더 높다고(4배) 보고되었다. 그 이유로는 유전학적으로 남성에게 잘 생기는 것인지 아니면 알코올 섭취나 흡연 등이 여성보다 더 높기 때문인지 아직 확실치는 않으나 남성에게 분비되는 안트로겐의 자극과 관련이 있다고 보고된 바 있다. 또한 연령이 많아질수록 간암 발생률이 높아지는데, 이는 장기간 간암의 위험 요인에 노출되어 있을 가능성이 높기 때문이다.

당뇨와 비만

최근 비만과 당뇨 환자에게서 비알코올성 지방간염의 빈도가 증가되고 있고, 이는 점차적으로 진행되어 간경변을 일으킬 수 있기 때문에 동시에 간암이 발생할 가능성도 높아지고 있다. 따라서 체중과 당뇨의 철저한 관리는 1차적으로 당뇨병을 치료할 수 있고, 2차적으로는 간경변이나 간암을 예방할 수 있는 요건이 된다.

대사성 질환

우리나라에 간과 관련된 대사성 질환은 비교적 드문 희귀질환이다. 반

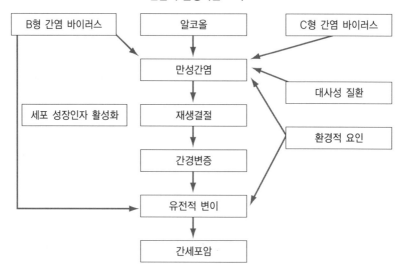

간암의 발생기전 모식도

B형 간염 바이러스 → 알코올 ← C형 간염 바이러스

만성간염

세포 성장인자 활성화 → 재생결절 ← 대사성 질환

간경변증 ← 환경적 요인

유전적 변이

간세포암

면, 이러한 질환이 바이러스 간염이 적은 서구에서는 간암의 주요 원인으로 꼽힌다.

이러한 질환에는 윌슨병^{Wilson disease}, 원발성 담즙성 간경변^{primary biliary cirrhosis}, 알파-1-안티트립신 결핍증^{alpha-1-antitrypsin deficiency}, 타이로신혈증^{hereditary tyrosinemia}, 혈색소증^{hemochromatosis} 등이 있다.

가족력

최근 스웨덴에서는, 암 환자의 가족은 암 환자가 없는 가족에 비해 암에 걸릴 확률이 더 높다는 대규모 연구결과가 발표된 바 있다. 이들 암 가운데에서 부모에게 암이 있을 경우, 악성 림프종이 가장 가족력 경향이 높았고, 다음으로 고환암, 갑상선암, 난소암, 식도암, 폐암, 위암, 그리고 대장암 순이었다.

또한 이 연구에서는 부모보다 형제, 자매가 암 환자일 경우 부모가 암 환자일 경우보다 암에 걸릴 확률이 더 높다는 보고를 하여 가족력에 대한 경각심을 일깨워주고 있다.

다만, 이 연구에서 간암은 연구되지 않아 그 경향은 알 수 없었으나, 최근 대만의 한 연구에 따르면 간암도 가족력이 있으면 간암에 걸릴 확률이 더 높다는 것이 보고되었다. 간암이 있는 가족들은 간암의 위험 요인에 대한 검사를 미리 받아보는 것이 좋고, 고위험 요인이 있는 경우 다른 환자들보다 더욱 철저히 관리해야 한다.

▌ 간암의 증상과 진단

간암을 의심할 만한 임상적 특징

간암은 다른 심장병이나 호흡기 질환과 달리 초기에는 증상이 거의 나타나지 않기 때문에 진단이 늦어져 예후가 불량한 경우가 많다. 즉, 몸에 이상 증상을 느껴 병원을 찾는 경우 간암은 이미 많이 진행되어 제대로 치료도 못 받고 사망하는 경우가 많은 것이다.

일단 간암이 진행됨으로써 나타나는 증상으로는 이유 없이 체중이 준다든가, 식욕이 떨어지고 조금만 음식을 먹어도 복부 팽만감을 느낄 때, 상복부 불쾌감이나 통증이 있을 때, 피부나 눈의 흰자위가 노랗게 변하는 경우, 우측 갈비뼈 아래로 간이 크게 만져지는 경우 등을 들 수 있다.

또한 간혹 간암 내에서 괴사가 일어나면 고열이 나타날 수도 있고, 간암의 파열로 인해 복강 안으로 출혈이 생기면 심한 복통과 함께 쇼크에 빠져 응급실로 실려오는 경우도 있다.

간암의 조기 진단과 정기 검사의 중요성

대부분의 소간암에서는 증상이 나타나지 않아 증상만으로 간암을 진단하기는 매우 어렵다. 다행히 직장마다 매년 시행하는 정기 검진을 통해 간암에 대한 선별검사screening가 시행되기 때문에 최근에는 무증상기에 간암이 발견되는 사례가 세계적으로 점점 늘고 있다.

최근 외국의 한 보고에 따르면 정기적인 선별검사로 간암을 진단했던 461명의 간암 환자 가운데 23%는 증상이 없었던 것으로 보고되었다. 즉, 간암 진단에 있어 정기 검사의 중요성을 보고한 것이다.

간암의 3대 증상

일반적으로 간암의 3대 증상은 우측 상복부의 통증과 체중감소 그리고 간종대로 알려져 있다. 하지만 이런 증상은 간암이 최소한 6센티미터 이상 자라야 나타난다. 이러한 통증은 주로 간암 말기에 나타나고, 통증의 특징은 약간 날카롭고 찌르는 듯한 통증보다는 둔감한 정도의 둔통이며, 이는 간을 전체적으로 감싸고 있는 글리슨씨 피막Glisson's capsule이 간암에 의해 침범되어 나타난다.

또한 이 통증은 오른쪽 등쪽부터 어깨로 뻗치는 방사통의 특징을 갖는다. 간을 만져보면 간이 커져 있고(간종대) 간 위에 청진기를 대보면 복부 잡음bruit가 들리는데, 이는 간암에서 혈관이 많이 발달되어 혈류가 흐르기 때문이다. 이외에 간암의 증상으로는 쇠약감이나 황달, 복수에 의한 복부 팽만감 등이 나타난다.

간부전

평상시 간경변증 환자로 치료를 받던 환자가 갑자기 새로 복수가 차고, 식도정맥류 출혈이 재발하거나 간성혼수가 진행된다면 간암이 생겼을 가능성을 의심해야 한다.

간암의 파열

간암의 파열, 혈복강hemoperitoneum은 주로 큰 종양이 간의 가장자리에 생길 때 잘 일어난다. 이러한 파열은 저절로 일어날 수도 있고 아니면 가벼운 외상에 의해 일어날 수 있다.

간암이 파열될 때 나타나는 증상은 주로 찢어지는 듯한 심한 복통과 배가 점점 불러오면서 출혈로 인한 쇼크에 빠진다. 이런 환자들이 응급실에 오기 전까지 너무 시간이 많이 경과되면 과다 출혈에 의한 쇼크로 사망할 수 있다. 응급실에 와서 주사기로 복수를 뺐을 때, 혈액과 같은 붉은 복수가 보이면 혈복강으로 진단할 수 있다.

간암에 의한 부종양성 증후군

간암에 의해 생기는 부종양성 증후군paraneoplastic syndrome은 종양 자체에서 분비되는 펩타이드, 호르몬 혹은 종양과 정상조직 항원 간의 면역학적 반응에 의해서 발생하는 증상으로 다양하게 나타난다.

간암과 관련된 부종양성 증후군

저혈당증
적혈구 증다증
고 칼슘혈증
여성형 유방 혹은 여성화
고혈압
수인성설사
골다공증
갑상선 항진증
고콜레스테롤 혈증
다발성 근육염
신경염
이형성 혈정 정맥염
다발성 근염
피부근염

간암의 다양한 진단방법

혈액 검사

1) 알파 태아 단백

간암의 특정 종양 표지자로, 1963년부터 임상에서 이용되고 있는 알파 태아 단백^{alpha-fetoprotein}은 1956년 인간 태아혈청에서 처음 발견되었다. 이는 발생 초기에 난황낭^{york sac}의 내배엽에서 생성되지만, 발생 후기에는 간에서 생성되다가 출생과 함께 감소되어 성인의 혈청 내 농도는 10ng/ml 이하로 존재하다가 병적 상태가 되면 다시 증가한다. 따라서 이것이 성인의 혈액 속에서 증가할 경우 간암을 의심해볼 수 있다. 그러나 알파 태아 단백이 높다고 모두 간암이 있는 것은 아니다.

일반적으로 간염이나 간경변이 있을 때도 이 단백질이 증가될 수 있기 때문이다.

또한 이 단백질이 음성으로 나온다고 해도 간암이 없는 것을 의미하진 않기 때문에 간암은 항상 영상학적인 진단과 혈액학적 검사를 같이 함으로써 진단을 보완할 수 있다.

2) 피브카-투

피브카-투protein-induced by vitamin K absence or antagonist-II, PIVKA-II는 비타민 K 결핍이나 헤파린과 같은 항응고제 투여 시, 간실질 장애 시에 간에서 유도되는 비정상적인 프로트롬빈으로 다클론polyclonal 항체를 이용한 방사성 동위원소 면역검사법이 개발되어 임상에 이용되기 시작했다.

이는 Des-r-Carboxy ProthrombinDCP라고도 하며, 이 검사의 장점은 혈청 AFP 농도와 연관성이 없기 때문에 간암의 새로운 종양 표지자로 유용하다.

또한 혈청 AFP가 낮은 간암의 진단에 예민도가 높으며, 3센티미터 이하의 소간암에서도 높은 진단율을 나타내어 최근에는 임상에서 유용하게 이용되고 있다. 그러나 아직 위양성률이 높고 진단의 정확성에 대해서도 논란의 여지가 있기 때문에 보다 많은 연구결과가 필요하다.

3) 기타

앞에서 서술한 검사 이외에도 최근 새로운 검사 방법이 속속 개발되고 있고, 이에 대한 검증도 다국적으로 연구되고 있다. 이들 가운데 최근 Glycan-3는 간암 환자의 혈청에서 50%의 양성률을, 국내에서 발굴한 HCCR은 75% 이상의 양성률을 보고하였다. 또한 DNA 칩^{chip}과 같은 분자생물학적 분석을 이용하여 종양에서 특이하게 발현되는 유전자들을 미리 탐색하여 간암의 조기 진단을 가능하게 할 뿐 아니라, 종양의 발생 여부까지 판별할 수 있어 간암의 연구나 임상에 많은 발전을 가져오리라 본다.

영상학적 검사

1) 초음파 검사

간암의 영상학적 검사로 가장 흔히 사용하는 방법은 초음파 검사다. 이 검사는 비침습적 검사이므로 조영제 주사를 맞는다든가 다른 처치가 필요 없이 간단하고 편리하게 간의 형태학적 변화를 관찰할 수 있다. 특히, 임산부도 안전하게 시행할 수 있다는 장점이 있다.

간 초음파는 간의 표면이나 간 내부 실질에 따라 지방간, 간염, 간경변 등을 감별 진단할 수 있고, 간 내 종양에 대해서도 어느 정도 그 성격(양성 혹은 악성종양)은 파악할 수 있다. 하지만 종양 가운데에서도 간 초음파로는 감별하기 어려운 종양이 있다. 이는 결국 간조직 검사를 통해 확진하는 것이 가장 중요하지만, 간경변이 많이 진행되어 조직 검사가 어려운 경우에는 CT 스캔이나 MRI 검사 혹은 혈관조영술^{angiography}을 통해 보다 진단에 가깝게 접근할 수 있다.

2) CT 스캔

CT^{computed tomography} 스캔은 X선과 컴퓨터 기술을 조합시켜 몸속의 선명한 횡단면의 영상을 재구성하는 장치다. 과거의 단순 CT 스캔은 간에 있는 작은 종양들을 제대로 찾아내지 못하고 놓치는 경우가 있었다. 하지만 최근 한 단계 발전된 전신 나선 CT 스캔^{spiral CT scan}은 조영제를 정맥에 주사한 후 시간별로 촬영하기 때문에 양질의 선명한 영상과 3차원적 재구성에 의한 입체적 영상이 가능하여 좀더 정확한 진단을 할 수 있다.

특히, 간암의 경우 동맥기와 문맥기 그리고 지연기에서의 영상을 비교 분석함으로써 간암의 특성을 보다 확실하게 검증할 수 있다. 하지만 이러한 검사는 임산부에게는 사용할 수 없고, 조영제에 대한 알레르기 반응이나 쇼크 같은 예기치 못한 반응이 나타날 수 있기 때문에 검사 전에 충분히 검토하고 검사를 받아야 한다.

3) 자기 공명 영상

자기 공명 영상^{Magnetic Resonance Imaging}인 MRI 검사는 자석으로 이루어진 검사 장치로 고주파를 이용하여 체내에 가장 많이 존재하는 수소 원자핵에서 받은 미세한 신호를 컴퓨터로 처리하여 인체의 각 부위를 영상화하는 방법이다. 간암의 특징을 잘 분석하여 조기 간암과 간 내 다른 종양과의 감별 진단에 유용하다.

4) 혈관조영술

혈관조영술은 대퇴동맥에 도관^{catheter}을 삽입하여 간동맥에 도달시킨 후, 이곳에서 조영제를 쏘면 간내 동·정맥들이 조영되므로 이를 분석하여 간암과 다른 종양을 감별할 수 있다.

이 방법은 아주 작은 간암(1센티미터 미만)의 진단에 도움이 된다. 또한 간암을 수술할 경우 절제할 범위를 결정하는 데 도움이 된다.

조직 검사

일반적으로 모든 종양은 조직 검사로 확진하는 것이 원칙이다. 그러나 간암의 경우 대부분 환자들은 간경변을 동반하기 때문에 출혈의 위험성이 있고, 암세포가 주변 조직으로 전이될 가능성이 있어 신중하게 고려한 후 검사를 시행한다.

조직 검사로 확진이 어려운 경우, 영상학적 검사와 혈액검사를 통해 임상적 진단이 이루어진다. 특히, 수술적 절제술을 계획하고 있는 소간암 환자는 일반적으로 조직 검사를 하지 않는 것이 좋다.

1) 복강경하 간 조직생검

복강경하 간 조직생검^{Laparoscpic biopsy}은 배꼽 주위의 복부를 약 1센티미터 정도 절개한 후, 복강경을 삽입하여 육안으로 간 표면의 모양을 관찰할 수 있다. 이는 복강 내 간암의 전이 여부나 복수나 간암의 위치 등을 파악하고 간 조직 검사를 시행한 후 확진된다. 또한 조직 검사 후에 출혈이 있으면 눈으로 직접 보면서 지혈을 할 수 있다.

2) 간침 생검

간침 생검^{Needle biopsy}은 초음파 검사로 간 내 혈관의 분포 등을 파악한 후, 바늘을 초음파 탐침^{probe}에 장착하여 간종양 부위를 목표로 찔러 넣어 소량의 조직을 채취하는 방법이다.

초음파로 보면서 조직 검사를 하기 때문에 과거의 초음파 없이 맹검법으로 시행했던 방법보다 출혈의 위험이나 담낭에 손상을 줄 가능성은 거의 없다. 그러나 간혹 바늘이 들어갔던 자리로 암세포가 퍼지는 경우가 있어 신중하게 시행해야 한다.

간암은 조직학적으로 확진하는 것이 가장 이상적이지만 많은 환자들이 간경변을 동반하고 있어 간 조직 검사가 쉽지 않다. 따라서 이렇게 간암이 확진되지 못할 경우에는 혈액 검사와 영상학적 검사로 임상적 진단을 내린다. 그 기준은 다음과 같다.

- 간암의 위험인자인 간경변증, B형 또는 C형 간염 바이러스가 있으면서
- 혈청 알파 태아 단백이 400ng/ml 이상이면, 나선식 CT 스캔, 역동적 조영증강 MRI, 간동맥혈관조영술 가운데 한 가지 이상에서 간암으로 의심되는 소견을 보일 때
- 혈청 알파 태아 단백이 400ng/ml 이하이면, 나선식 CT 스캔, 역동적 조영증강 MRI, 간동맥혈관조영술 가운데 두 가지 이상에서 간암으로 의심되는 소견을 보일 때

 암의 조기 발견을 위해서 일반적으로 시행하는 검사는 크게 두 가지다. 일반인을 대상으로 하는 선별검사와 암의 발생 요인을 가지고 있는 고위험군에서 반복적으로 시행하는 감시검사^{surveillance}가 있다.

2006년도 간암 검진 프로그램

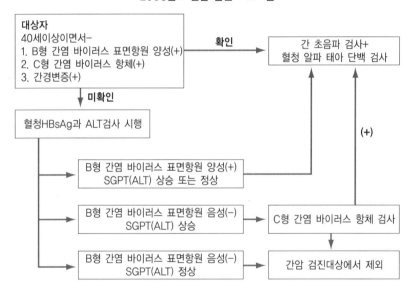

 간암은 다른 암에 비해 비교적 발생 위험 요인이 잘 알려져 있어 고위험군에서 반복적인 감시검사를 시행하면 조기에 발견할 수 있다.

우리나라에서 국가 암조기검진사업(보건복지부 주관)은 1999년부터 의료급여 수급자를 대상으로 시행되었다.

초기에는 위암, 유방암과 자궁경부암에 대해서만 시행하다가 점차 확대하여, 간암은 2003년부터 의료급여 수급자와 건강보험 가입자 가운데 소득수준이 하위 30% 이하인 환자들을 대상으로 간암 종양 표지자인 알파 태아 단백검사와 간 초음파 검사의 조기 검진을 시행해왔다.

2006년에는 대상 환자를 더 확대하여 의료급여 수급자와 건강보험 가입자 가운데 소득수준이 하위 50% 이하인 환자(지역가입자: 월 보험료 6만 원 이하, 직장가입자 월 보험료 5만 원 이하)를 선정하여 간암 조기 검진을 실시하고 있다.

조기 간암 진단을 위한 검진 대상자는 만 40세 이상의 남녀로, 간경변증이나 B형 간염 바이러스 항원 또는 C형 간염 바이러스 항체 양성으로 확인된 환자이며, 간 초음파 검사와 혈청 알파 태아 단백검사를 6개월 간격으로 시행한다.

암의 진행 정도를 평가하는 병기 결정

TNM 인자에 따라 구분하는 TNM 병기

일반적으로 악성종양을 진단한 후에는 이 암이 얼마나 진행되었는가를 평가해야 한다. 흔히 암이 몇 기에 해당하느냐고 묻는 질문이 많은데, 암이 진행된 정도를 영상학적 검사나 조직학적 검사로 평가하는 것을 병기 결정한다고 한다. 이것은 환자의 향후 치료방침 결정에 도움을 줄 뿐 아니라 앞으로 병의 경과나 생존율을 예측하는 데도 중요한 정보를 줄 수 있다.

암의 병기는 크게 세 가지 요소에 따라 결정된다. 첫째, 종양의 크기나 범위를 결정하는 T 인자$^{tumor\ extent}$, 둘째, 림프절 전이 여부를 나타내는 N 인자$^{lymph\ node\ status}$, 셋째, 다른 장기에 원격 전이 여부를 나타내는 M 인자$^{distant\ metastasis}$으로 이들을 종합하여 TNM 병기로 표기한다. 하지만 이 세 가지 요소들의 기준은 종양에 따라 약간 차이가 있다. 예를 들면, 어떤 암은 종양의 크기를 가지고 T를 결정하는 종양도 있고 어떤 암은 조직의 침범 범위로 결정하는 암도 있다.

간암의 TNM 병기를 자세히 설명하면 다음과 같다.

1) T 인자: T1~T4로 구분한다.
- T1: 종양이 1개이고, 종양의 크기가 2센티미터이며 혈관 침범이 없는 경우
- T2: 1개의 종양의 크기가 2센티미터 이하이나 혈관 침윤이 있는 경우, 혹은 1개의 종양의 크기가 2센티미터 이상이나 혈관 침범이 없는 경우, 혹은 2개 이상의 종양이 있으나 크기가 2센티미터 이하이고 혈관 침범이 없는 경우
- T3: 종양이 1개이나 크기가 2센티미터 이상이고 혈관 침범이 있는 경우, 혹은 종양의 크기가 2센티미터 이하이나 종양의 개수가 2개 이상이고 혈관 침범이 있는 경우, 혹은 혈관 침습은 없으나 종양이 2개 이상이고 크기가 2센티미터 이상인 경우
- T4: 종양이 2개 이상이고, 크기도 2센티미터 이상이며 혈관을 침습한 경우

2) N인자: 림프절 전이 여부(혹은 임파선 전이라고도 함)를 N0와 N1으로 구분한다.
- N0: 림프절 전이가 없는 경우

• N1: 림프절 전이가 있는 경우

3) M인자: 원격 전이 여부에 따라 M0와 M1으로 구분한다.

• M0: 원격 전이가 없는 경우

• M1: 원격 전이가 있는 경우

간세포암의 TNM 분류법

병기	T 인자	N 인자	M 인자
제 I 기	T1	N0	M0
제 II 기	T2	N0	M0
제 III 기	T3	N0	M0
제 IV-A 기	T4 N1	T1-3 M0	N0 M0
제 IV-B 기	T1-4	N0-1	M1

치료 방침에 따른 임상 병기

간암은 다른 암과 달리 TNM 병기만으로 치료 방침을 결정하지 못하고, 간 기능을 고려하여 치료방침을 결정해야 한다. 왜냐하면 암의 병기가 낮아도 간 기능이 나쁘면 치료에 많은 제약이 따르기 때문이다.

예를 들어 암의 병기상 수술이 가능한 간암 환자라 할지라도 간경변이

Child-Pugh 등급

	1	2	3
알부민(g/dL)	>3.5	2.8-3.5	<2.8
빌리루빈(mg/dL)	<2.0	2.0-3.0	>3.0
프로트롬빈지연시간(초)	0-4	4-6	>6
복수	없음	약간 있음	중등도 이상
간성혼수(등급)	없음	1-2	3-4

심하면 지혈이 안 되어 출혈로 위험에 빠질 수 있고, 과다하게 수혈이나 수액이 필요한 경우에는 혈액순환이 잘 안 되어 심한 복수나 폐부종 등의 합병증이 올 수 있다.

이러한 간 기능을 평가하는 방법에는 임상에서 여러 가지가 적용되고 있으나, 현재 우리나라에서 가장 흔히 사용하는 방법은 Child-Pugh 점수를 사용하고 있다. 이 점수에 들어가는 인자들로는 혈액 내 알부민치, 총 빌리루빈치, 지혈반응검사의 지연 정도, 복수 여부와 간성 혼수상태 여부가 있어 각각을 합산하여 간 기능의 정도를 평가한다.

다섯 가지 인자들을 1점부터 3점까지 점수로 합산하면 가장 양호한 점수가 5점이고, 가장 불량한 점수가 15점이 된다. 등급 A는 합산 점수가 6점 이하로 비교적 간 기능이 양호하고, 등급 B는 7~9점으로 중등도 정도로 간 기능이 저하된 상태이며, 등급 C는 10점 이상으로 기능이 매우 저하된 상태다. 일단 10점이 넘어가면 수술적 절제술은 불가능하고 암의 진행 정도가 심하지 않을 경우 간이식을 고려하는 편이 낫다.

환자의 신체활력도performance status는 암환자의 질환이 얼마나 진행되었는가 혹은 질환이 일상생활에 얼마나 영향을 미치는가를 평가하고 적합한 치료와 예후를 결정하기 위해서 사용되는 육체적 활동 기준을 의미한다.

신체활력도 기준

Grade 0	무증상, 사회생활의 제한 없음
Garde 1	경한증상, 육체활동의 제약이 있으나 보행 가능, 가벼운 가사나 앉아서 하는 사무 가능
Grade 2	보행이나 기본적인 일상생활은 가능하나 간혹 도움이 필요, 하루 중 50% 이하 누워 있어야 함
Grade 3	기본적인 일상생활에 제약이 있으므로 도움이 많이 필요, 하루 중 50% 이상 누워 있어야 함
Grade 4	기본적인 일상생활이 안 되므로 항상 도움이 필요, 하루 종일 누워 있어야 함

Point

무엇이 간암을 일으키는가

대표적인 위험 요인으로는 원인이 무엇이든 간에 간경변이 있는 경우, B형 또는 C형 간염 바이러스 감염, 그리고 알코올성 간질환을 들 수 있다. 이외에 흡연이 간암의 발생인자로 분류되고 있고, 곰팡이 독인 아플라톡신도 간암을 유발한다. 최근에는 비만이나 당뇨에 의한 비알코올 지방간염도 간암의 위험 요인으로 꼽힌다.

간암은 어떻게 발견되는가

이유 없이 체중이 준다든가, 식욕이 떨어지고 음식을 조금만 먹어도 복부 팽만감을 느낄 때, 상복부 불쾌감이나 통증이 있을 때, 피부나 눈의 흰자위가 노랗게 변하는 경우 등을 들 수 있다. 간혹 간암 내에서 괴사가 일어나 고열이 날 수 있고, 간암 파열로 복강 출혈이 생기면 심한 복통과 쇼크가 일어날 수 있다.

간암의 진단 방법

혈액 검사, 영상학적 검사, 조직 검사의 다양한 방법으로 임상적 진단을 내린다.

병기 결정

암이 진행된 정도를 영상학적 검사나 조직학적 검사로 평가하는 것을 병기 결정이라 한다. 이는 환자의 치료 방침 결정뿐만 아니라 병의 경과나 생존율 예측에도 중요한 정보가 된다. 크게 TNM 인자에 따라 구분하는 TNM 병기와 간 기능을 고려해 치료 방침을 결정해야 하는 임상 병기로 나눈다.

계획적인 간암의 치료를 위하여
치료 후 안정하며 재발을 줄이는 생활 습관
간암이 재발될 경우, 이렇게 하자

▌계획적인 간암의 치료를 위하여

◯ 최선의 선택을 위한 치료 준비

일단 간암으로 진단을 받으면 담담하게 받아들이는 환자가 있는가 하면, 앞이 캄캄할 정도로 절망감에 빠져 괴로워하는 환자도 있다. 하지만 가능한 한 이러한 갈등의 시간들을 빨리 단축시키고 가족과 함께 상의하여 암에 대한 치료 준비를 하는 것이 좋다.

그러나 어떤 가족은 환자에게 처음부터 간암이라는 병명을 알려주지 않게 부탁하는 사람들도 있다. 왜냐하면 환자가 정신적으로 너무나 큰 충격을 받으면 혹시 우발적인 사고를 저지르지 않을까 하는 우려에서 당분간 그 가족과 의사만이 알게 하는 것이다.

그렇다면 환자에게 언제 병명을 알려주어야 하는가 하는 점은 의사로서 고민일 수도 있다. 하지만 결국 언젠가는 환자에게 정확한 설명을 해주는 것이 필요하다.

결국 환자는 본인의 질병에 대한 정확한 지식을 알고 있어야 한다. 최근에는 인터넷이 발달하여 너무나 많은 정보가 쏟아지고 있기 때문에 많은 환자들이 오히려 혼란에 빠지는 경우도 있다.

과학적으로 검증된 치료 방법보다 주변 사람들의 "……가 좋다더라" 혹은 "……를 먹고 완치되었다더라" 하면 그것으로 완치될 것 같은 착각에 빠져 치료 시기를 놓치고 더 악화되어 병원을 찾는 경우도 있다. 따라서 가족과 함께 주치의의 설명을 듣되 각 치료의 장점과 단점, 성공률, 부작용, 경과와 예후 그리고 치료비에 대한 경제적 부담을 주의 깊게 들은 후 최선의 방법을 선택하는 것이 좋다.

물론 의사는 종양의 개수, 크기, 혈관 침범과 다른 장기로의 전이 여부, 간 기능 상태 그리고 환자의 전신 생체 활력상태를 평가한 후에 환자에게 적합한 치료를 선택할 수 있도록 도와주어야 한다.

질병에 대한 진단이 확실한 것인지에 대한 의심이 생기면 지체하지 말고 다른 의사를 찾아가 두 번째 의견을 듣는 것도 좋다. 의구심을 갖은 채 치료를 시작하면 의사와 환자 간의 신뢰감이 부족하여 서로가 불행해질 수도 있기 때문이다.

간암 치료에 동원되는 방법

간암의 치료는 크게 수술적 요법과 비수술적 요법으로 나뉜다. 수술적 방법에는 간 절제술과 간을 모두 떼어내고 새 간을 붙여주는 간 이식이 있고, 비수술적 요법에는 경도관 동맥 화학색전술transcatheter arterial chemoemboilization, TACE, 경피적 에탄올 주입요법percutaneous ethanol injection, PEI, 고주파 열치료radiofrequency ablation therapy, 그리고 전신 항암 화학요법, 경피적 극초단파 응고요법percutaneous microwave coagulation therapy, PMCT, 온열요법 등이 있다.

현재까지 보고된 간암의 치료성적들은 거의 무작위 대조 연구하에 적법하게 이루어진 연구가 아니므로 어떤 치료가 가장 좋은가를 비교, 판단하기는 사실상 어려운 실정이다. 하지만 어떠한 치료 방법이든 간암이 조기 발견되면 생존율이 월등히 높다는 것은 두말할 필요 없다.

다음 그림은 일반적으로 간암 환자가 진단을 받은 후 치료방법에 관한

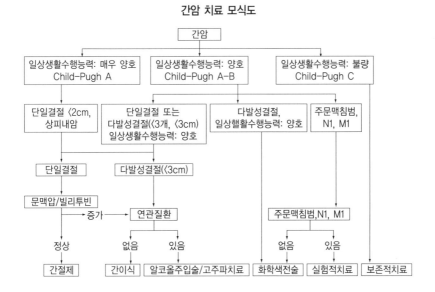

간암 치료 모식도

모식도다. 여기에는 종양의 특징, 환자의 간 기능과 신체활력도가 치료결정의 주요 인자로 간주된다.

확실한 치료가 될 수 있는 간 절제술

간암을 치료하는 방법 가운데 가장 확실하게 치료하는 방법은 바로 수술을 통한 간암의 절제다. 일반적으로 정상 간은 75%까지 절제해도 재생이 잘 일어나기 때문에 살아갈 수 있다. 하지만 대부분의 간암은 간경변증을 동반하기 때문에 간 기능이 저하된 상태에서 간 절제술을 시행하면 간부전증에 빠져 생명을 잃을 위험성도 있다. 따라서 간암 절제술을 계획할 때는 몇 가지 사항을 고려해야 한다.

첫째, 현재 간경변증이 있는 상태라면 남아 있는 간 기능이 얼마나 되는가를 평가해야 한다. 간 기능이 너무 저하된 상태라면 수술적 절제술보다는 비수술적 요법 혹은 간암과 함께 간 기능의 저하까지 해결할 수 있는 간 이식을 고려해야 한다.

둘째, 간암의 크기나 개수, 위치 그리고 혈관 침습을 고려해야 한다. 일단 간암의 크기가 5센티미터 이상이면 간의 다른 부위에 숨어 있는 간암이 있을 경우나 혈관에 암세포가 침범되었을 가능성이 높기 때문에 조심스럽게 평가해야 한다. 간암의 크기가 3센티미터 이하를 소간암이라고 하는데 이런 간암은 완치율이 높다.

셋째, 간암은 주로 폐, 뼈, 뇌 그리고 부신에 전이가 잘 되는 것으로 알려져 있기 때문에 수술하기 전에는 다른 장기에 전이가 되어 있는가를 꼭 확인하고 수술에 들어가야 한다. 수술적 방법에는 복부 절개를 통하여 시행하는 개복 절제술^{open resection}과 복부를 열지 않고 복강경을 배 안에 넣어 수술하는 복강경하 간 절제술^{laparoscoic liver resection}이 있다.

두 수술 방법에는 각각 장단점이 있다. 복강경하 간 절제술은 최근 도입되면서 점차 증가하는 추세로, 장점은 우선 배에 큰 상처를 남기지 않으며, 회복이 빠를 뿐 아니라 개복이 불가능한 환자에게도 적용할 수 있고, 출혈도 줄일 수 있다. 반면, 암이 복강경이 접근하기가 어려운 곳에 있는 경우 수술이 어려울 수 있다. 또한 의사의 숙련도에 따라 수술 시간이나 치료 효과의 차이가 있다.

개방 절제술은 배에 큰 상처가 남으며 출혈도 많다는 단점이 있지만, 수술 시 간 표면에 탐침을 대어 직접 초음파 검사를 하면서 수술 절제범위를 결정하므로 보다 정확하고 안전한 절제술을 시행할 수 있다. 또한 절제부위 밖의 다른 부위에 작은 종양들이 있는지 확인할 수 있기 때문에 같이 절제하거나 혹은 그런 부위를 고주파 열치료로 직접 소작시켜 버릴 수 있다.

수술이 끝나면 환자는 배 안에 배액관^{drain}을 꽂고 중환자실로 이송된다. 배액관은 간 절제술 후에 출혈이나 담즙의 누출을 관찰하기 위하여 꽂는데, 일반적으로 간절제 환자의 약 10%에서 담즙 누출이 생긴다. 이것은 수일 내에 저절로 멈추고 대부분의 환자들은 퇴원할 때 이러한 배액관을 뽑고 퇴원할 수 있다.

수술 후 환자들이 겪는 괴로움 가운데 가장 큰 문제가 통증이다. 그러나 이는 환자조절용 진통펌프^{patient-controlled analgesia(PCA) pump}로 쉽게 극복할 수 있다. 이 장치는 수술 전 마취과 의사들이 경막 내 도관을 삽입해놓고 진통제를 주입해놓으면 수술 후에 환자가 병실에서 통증이 올 때마다 단추를 누르면 진통제가 흘러나와 통증을 조절하는 장치다.

수술 후 2~3일 후에 식사를 할 수 있고, 입원기간은 환자의 전신상태와 간 기능의 회복에 따라 결정되는데 보통 5~15일 정도 걸린다.

어떠한 수술이든지 합병증은 있을 수 있기 때문에 합병증에 대한 세밀한 관찰이 필요하다. 특히 간 기능이 저하된 환자라면 다량의 수혈이나 수액 주입에 따른 복수 혹은 부종이나 황달 등의 간 기능 장애가 나타날 수 있으므로 조심스럽게 치료해야 한다.

퇴원할 때 환자들이 가장 많이 물어보는 질문 가운데 하나는 무엇을 먹어야 좋을지에 대한 것이다. 일단 퇴원 후에 수일간은 소화가 잘되는 부드러운 음식을 먹는 게 좋다. 너무 고단백식이나 고지방식인 경우에는 소화가 안 될 수 있기 때문에 배변 등의 소화 기능을 보아가면서 음식을 조절하는 게 좋다. 이후 어떤 음식이 좋고 나쁜가를 가리는 것보다 동물성과 식물성 음식들을 고루고루 섭취해가면서 영양을 조절하는 것이 중요하다.

퇴원 후 환자들의 일상생활 활동 정도는 일반적으로 2주까지는 운전을 하지 않도록 하고, 최소 1개월까지는 무거운 것을 들지 않도록 한다. 이후에는 정상적인 일상생활을 영위할 수 있다.

퇴원 1~2주 후에 외래에서 절개부위의 상처를 확인하고 통증 여부에 따른 처방이나 향후 추적검사와 치료를 어떻게 할 것인가를 상의한다.

간암 수술을 성공적으로 마친 환자들은 일단 안도감을 느끼면서 또한 한편으로 향후 재발이 되지 않을까 하는 걱정도 할 것이다. 하지만 보고에 따라 차이가 있으나 최근 간암 절제술 후 5년 생존율이 40~70%까지 증가하고 있어 수술 성적이 점점 좋아지는 것을 알 수 있다. 따라서 간암이 1개이고, 크기가 3센티미터 이하로 작고, 간 기능이 정상이면서 나이가 젊은 경우에는 수술적 치료가 최상의 방법이다. 하지만 간암은 기존에 간경변이나 만성 바이러스성 간질환이 계속 동반되기 때문에 재발이나 혹은 간의 다른 부위에 새로운 종양이 생길 가능성이 얼마든지 있다. 따라서 수술 후에도 정기적으로 검진을 받으면서 간 상태를 관찰해야 한다.

진료실에서 환자들과 대화를 해보면 많은 환자들이 간암 절제술에 대해 매우 위험하고 부정적으로 생각하는 경향이 있다. 그 중 하나가 수술하면 간암이 퍼져 빨리 죽는다는 생각을 하는 사람들이 많다. 이는 분명히 잘못된 상식이다.

수술 전에 간 기능 상태나 종양의 상태를 잘 파악하고 수술한다면 전혀 위험하지 않고 완치될 수 있는 기회인 것이다. 간혹 수술 전에 영상학적 검사에서 잘 보이지 않았던 종양들이 수술적 시야에서 많이 발견되어 수술을 못하고 배를 닫는 경우도 있다. 하지만 최근에는 영상학적 진단방법의 발달로 이런 경우는 극히 드물다.

수술 없이 치료하는 방법

간암 환자가 간암을 진단받은 후에 의사에게서 간 절제술이 불가능하다는 말을 들으면 일단 어느 정도 암이 진행되어 있거나 혹은 간 기능이 상당히 나빠져 있음을 암시하는 것으로 받아들여야 한다. 그러나 실망할 필요는 없고 차선책으로 다른 치료 방법을 모색해야 한다.

비수술적 치료 방법에는 간암에 직접 혹은 간접적으로 어떤 화학물질을 주입하거나 물리적인 자극을 통하여 암세포를 죽이는 방법과 방사선을 이용하여 암세포를 죽이는 방법이 있다.

경도관 동맥 화학색전술

다른 장기와 달리 간은 간문맥과 간동맥이라는 두 혈관을 통해 산소와 영양분을 공급받는다. 간암이 발생하면 암조직이 성장하기 위해서는 영양공급을 받아야 하는데, 이때 간동맥으로부터 비정상적인 신생 혈관이 암세포로 뻗어나가면서 암세포의 성장을 도와준다. 즉, 이러한 영양공급

경도관 동맥 화학색전술

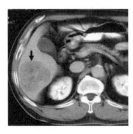
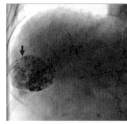
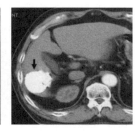

을 해주는 혈관을 차단시키면 암세포를 죽일 수 있다. 따라서 혈관 촬영을 하면서 대퇴동맥으로 카테터를 넣어 간동맥을 찾아 그곳에서 간암으로 가는 혈류에 항암제와 '리피오돌'이라는 기름 성분의 물질을 섞어 주입한 후 젤폼gel foam이라는 색전물질로 간동맥을 막아주는 시술방법이다. 그러나 임상가의 취향에 따라 어떤 경우는 항암제를 넣지 않고 리피오돌과 젤폼만 사용하는 경우도 있다.

이 치료를 시행한 후 3주 후에 CT 스캔을 촬영해보면 정상 간조직은 리피오돌이 다 빠져나가지만 간암조직에는 리피오돌이 그대로 남아 있어 하얗게 보이므로 종양의 형태나 크기를 더 확실하게 파악할 수 있다. 또한 치료 전에 보이지 않았던 작은 간암들이 리피오돌을 먹어 하얗게 보여 새롭게 발견되는 경우도 있다.

이 치료는 정상 간조직의 손상을 최소화하면서 암세포를 괴사시키는 방법으로, 현재 임상에서 가장 흔히 시행되고 있다. 항암제를 국소적으로 투여하기 때문에 구토나 구역질 같은 부작용을 최소화할 수 있고, 치료 후 2~3일 이내에 퇴원할 수 있다는 장점이 있다.

최근 발표된 무작위 전향 연구에서 이 방법으로 생존율의 현저한 증가가 보고되었으나 종양의 크기가 크거나, 간 조직으로 침습양상을 띠거나 간문맥을 침범한 경우에는 치료해도 좋은 결과를 얻을 수 없다. 또한 광범위한 종양에서 시행했을 경우 간부전이나 패혈증에 빠질 수 있어 시술 후에도 주의 깊은 관찰이 필요하다.

이 시술을 하기 전에 환자의 간 기능 상태가 심각한 경우, 예를 들면 황달이나 복수가 심하고 지혈반응검사가 매우 지연되어 출혈의 가능성이 높은 경우에는 일단 어느 정도 간 기능을 개선한 후에 경동맥 화학색전술을 시행하는 게 좋다.

일반적으로 간 기능 상태가 등급 C일 경우나 전신에 세균감염이 잘 잡히지 않을 때는 이런 시술을 하면 안 된다. 만일 그 상태에서 그대로 시행할 경우 간 기능이 급속하게 악화되어 간부전에 빠질 가능성이 높기 때문이다.

이 시술의 적응 대상 환자는 간 기능이 등급 A 또는 B이면서 단발 혹은 다발성으로 종양 내 혈관이 잘 발달되어 있는 환자다. 또한 간암이 파열되어 출혈이 생긴 경우나 약물로 조절되지 않는 통증이 있을 경우에도 시행한다.

부작용으로는 일시적으로 고열이 나거나 복통 혹은 구토 등이 나타날 수 있다. 고열은 암세포가 파괴되면서 암조직으로부터 유리되는 발열 물질에 의한 것으로 알려져 있기 때문에 2~3일간 지속되다가 사라지므로 이에 대한 걱정을 할 필요는 없다. 이러한 방법은 큰 종양에서는 약물이 부분적으로만 들어가 암세포를 많이 죽이지 못하는 단점이 있어 큰 종양보다는 작은 종양에서 더 효과가 좋다.

또한 이 시술은 한번에 모든 암세포를 죽일 수 없기 때문에 일정 간격으로 반복적인 치료를 하면서 종양을 관찰해야 한다.

그러면 치료 간격과 시기는 어떻게 정해야 할 것인가가 중요한데, 이를 결정하는 요인으로는 간암의 진행속도와 남아 있는 간 기능 상태에 달려 있다.

일반적으로 간암의 배가시간(암세포가 두 배로 되는 시기)은 환자에 따라 차이가 있다. 따라서 14~398일(평균 약 120일)로 만일 1차 치료 후에 4개월 이후에나 재치료를 한다면 종양 주변의 우회 혈관들이 생기면서 암이 다시 성장할 수 있기 때문에 치료 간격을 너무 길게 잡으면 암이 진행될 가능성이 높다. 하지만 치료 후에 간 기능의 저하에서 회복되는 시간이 다르므로 각 환자마다 잘 평가하여 치료 간격을 결정하는 게 좋다.

최근에는 가능한 한 간 기능이 유지되면 6~8주 간격으로 반복 치료하는 것이 암세포의 성장을 보다 적극적으로 억제할 수 있다고 보고된 바 있다.

경피적 에탄올 주입법

경피적 에탄올 주입법은 초음파로 간 내 구조물들을 관찰하면서 혈관을 피해 간암 조직에 주사 바늘을 꽂은 다음, 에탄올을 주입하여 암조직의 탈수, 응고와 혈관 폐쇄를 통하여 간암세포를 죽이는 치료 방법이다. 이 방법은 비교적 간단하고 안전한 방법으로, 횟수에 관계없이 상태에 따라 자주 시행할 수 있고, 간 기능이 어느 정도 나빠도 시행할 수 있으며, 부작용도 적고 경제적으로도 부담이 적어 임상에서 흔히 사용되고 있다.

하지만 초음파 검사에서 간암이 잘 보여야 하고, 비교적 크기가 적어야 효과적이다. 일반적으로 종양의 개수가 3개 이하이면서 크기가 3센티미터 이하에서 이 치료법을 사용한다. 또한 캡슐로 잘 둘러싸인 간암에서 효과적이고, 다발성이거나 침습성 혹은 큰 간암에서는 치료 효과가 적다.

최근 국내에서는 4센티미터 이하인 1~2개의 간암을 가진 환자에게 에탄올 주입법으로 치료했을 경우에 1년, 3년, 5년 생존율이 각각 92%,

경피적 알코올 주입법 시술

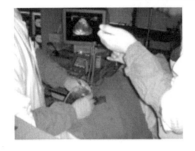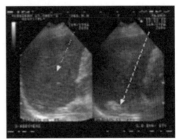

71%, 39%였음을 보고했다. 하지만 5년 이후 국소 재발률이 수술보다 높고, 치료 시에 심한 통증이나 치료 후에 일시적인 발열, 기흉, 간농양들의 합병증도 생길 수 있다.

이 시술이 끝나면 환자는 병실에 누워서 치료 부위에 모래주머니를 세 시간 정도 대고 절대 안정한다. 시술 후 환자가 알코올 냄새나 술에 취한 느낌을 호소하기도 하지만 이는 시간이 지나면 사라진다.

고주파 열치료

고주파 열치료 혹은 고주파 열소작법은 초음파 유도 하에 간암조직에 바늘을 찔러놓고 바늘 끝에서 고주파를 발생시켜 간암을 열에 의해 소작시키는 방법이다. 이 방법은 경피적 에탄올 주입법과 비슷하지만 한번에 치료를 끝낼 수 있는 장점이 있다. 하지만 암이 크거나 다발성으로 나타나거나 위치가 혈관 바로 옆에 인접해 있을 경우에는 제한을 받을 수 있다.

일반적으로 이 치료법은 간 기능 등급 A 혹은 B이면서 1개의 종양이 있을 경우 크기가 4센티미터 이하 혹은 2~3개 있을 경우에는 크기가 3센티미터 이하일 때 사용한다. 이 방법은 에탄올 주입법에 비해 시술 비용이 비싸다는 단점이 있다.

초음파로 암이 잘 구별이 안 될 때나 간성혼수, 복수와 혈액응고 장애가 있을 때 그리고 환자와 시술에 협조가 잘 안 될 경우에는 하지 않는 게 원칙이다.

간암에 대한 고주파 열치료의 금기사항

절대로 시술하지 말아야 할 경우	가능한 한 시술을 하지 말아야 할 경우
간 외에 질환이 있을 경우	간경변증이 있는 환자에서 종양의 크기가
평균 여명이 6개월 이하일 때	5센티미터 이상일 때
의식이 없을 때	4개 이상의 종양이 있을 때
급성감염이 있을 경우	심한 호흡기 혹은 심장질환이 있을 경우
간암이 간내담도를 막았을 때	심한 혈액응고 장애가 있을 때

고주파 열치료 후 간암의 괴사

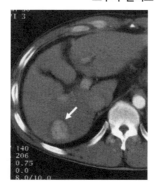 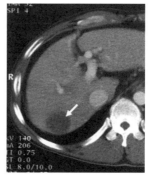

일반적으로 이 시술은 경피적 에탄올 주입법보다 10배 이상 시술비가 비싸다. 최근 결과들을 종합해보면 5년 생존율을 33~59%까지 보고하고 있다. 이 방법으로 인한 합병증은 경미한 것으로부터 심한 것까지 다양하게 나타날 수 있는데, 시술하는 동안 암의 위치에 따라 통증이 심할 수 있고 시술 후 발열, 출혈, 농양, 장천공 혹은 패혈증 등이 나타날 수 있다.

전신 항암 화학요법

전신 항암 화학요법이란 소위 항암제를 정맥 주사로 주입하는 것을 의미한다. 이 방법은 주로 다른 장기에 전이된 진행성 간암을 가진 환자에게 사용한다. 항암제를 한 가지만 사용하든지 아니면 두 가지 이상 사용하는 방법이 있지만 대부분의 결과는 썩 좋은 편은 아니다. 하지만 일부 환자에게서는 극적으로 반응하는 경우도 있어 처음부터 포기할 필요는 없다.

항암 화학요법 후에는 여러 가지 부작용이 나타나는데 그중 구역, 구토, 식욕 저하, 탈모, 출혈이나 여러 가지 바이러스나 세균 감염에 대한 저항력이 약해 쉽게 감염될 수 있다. 그러나 이러한 부작용은 일정 시간이 지나면 다시 회복된다.

전신 화학요법을 시행할 때는 항상 간 기능을 고려하여 이에 맞게 약의 용량을 조정해야 할 필요가 있다. 이 치료를 반복적으로 시행할 경우 체내 면역 기능이 저하되어 B형 또는 C형 간염 바이러스의 증식이 더 활동적으로 변하면 간 기능이 급속히 악화되어 간부전에 빠질 수 있으므로 항바이러스 치료를 염두에 두고 항암 화학요법을 시행해야 한다.

일반적으로 전신적 항암 화학요법을 받으려면 몇 가지 조건이 충족되어야 한다. 첫째, 간 기능이 Child-Pugh 등급 A나 B가 되어야 하고, 둘째, 신체활력도는 0~2범위에 있어야 하고 셋째, 적절한 신장 기능과 골수 기능이 유지되어야 하며, 넷째, 수술 또는 국소치료 대상이 안 되거나 간 외 전이가 있는 경우, 다섯째, 치료 중인 전신 감염이나 심각한 심폐질환이 없어야 한다.

간동맥 내 항암 주입요법

간동맥 내 항암 주입요법Hepatic Artery Infusion Chemotherapy, HAIC의 원리는 피부 아래에 항암제 주입기기인 케모포트chemoport를 심어 간동맥으로 항암제를 직접 주입함으로써, 항암제가 간암에 보다 고농도로 오랫동안 유지되므로 암세포가 더 많이 파괴된다는 이론이다. 실제 간암 내 항암제 농도가 주변 조직보다 5~20배 정도 높다고 보고되어 효율적인 항암효과를 보일 수 있다.

또한 항암제를 한꺼번에 주입하지 않고 조금씩 나누어 지속적으로 주입하는 방법을 통해 한꺼번에 주입했을 때 전신적으로 나타나는 부작용을 최소로 줄일 수 있고, 간 기능을 급속하게 악화시키는 것도 예방할 수 있다.

수술이 불가능한, 진행된 간세포암 환자에게 간동맥 내 항암 주입요법의 외국 보고에 따르면 반응률은 13.6~44.4%였다. 최근에 간동맥 화학색전술과 항암 주입요법을 비교한 결과에서는 항암 주입요법이 화학색전술보다 치료반응이 우수하고, 부작용이 적고 간동맥의 협착과 같은 합병증을 피할 수 있어 효과적이고 안전한 치료법이라고 보고된 바 있다.

국내 보고에서도 역시 간동맥 내 항암 주입요법을 시행한 군의 반응률이 20~29%이며, 생존기간이 유의하게 증가하였다고 보고되어 이에 대한 연구가 국내외적으로 진행 중이다. 따라서 이런 치료방법이 계속 연구, 발전되면 진행된 간암 환자에게도 희망을 줄 수 있으리라 기대된다.

다양한 방사선 치료 방법

과거에 간암은 방사선에 잘 반응을 하지 않는 것으로 알려져 단독으로 방사선 치료를 시행하지 않았다. 그러나 다른 화학요법과 병합하여 시행 후에 치료성적이 향상되어 간 전체의 50% 이상을 차지하는 거대암에서 간동맥 화학색전술 또는 간동맥 내 항암 주입요법 후 방사선 병용요법을 시행하여 치료반응과 생존율이 향상되었음이 보고되었다.

또한 진행성 간암에 대한 기존의 치료에 실패한 경우나 문맥침습 간암, 뇌, 척수, 골 그리고 복부 임프절 전이 경우에도 방사선 치료로 도움을 받을 수 있다. 다음은 최근 소개된 최신 방사선 치료법이다.

3차원 입체조형 방사선 치료

3차원 입체조형 방사선 치료3-dimensional conformal radiation threapy: 3DCRT는 CT 영상을 3차원으로 재구성하여 암의 모양에 맞추어 여러 각도로 방사선량을 투여하여 항암효과를 극대화하면서, 정상 조직과 주변 장기의 부작용을 최소화할 수 있는 장점을 지녔다.

간암 환자에게 기존 간경변 조직에 대한 방사선 피폭을 최소화하면서 종양에 대한 선택적 치료를 할 경우, 절제가 불가능한 간암에서 치료효과를 얻을 수 있게 되었다. 또한 최근 항암요법과 방사선 요법을 병합하여 보다 좋은 결과들이 보고되고 있다.

세기조절 방사선 치료

방사선 치료의 최대 관심사는 종양조직에만 균일하게 고선량을 조사하는 반면, 정상조직은 최소한의 방사선에 노출되도록 하는 것이다. 이중 가장 발달된 방법이 세기조절 방사선 치료intensity modulated radiotherapy, IMRT다. 컴퓨터를 이용한 치료기술로 3차원적으로 조절되어 동일한 방사선 조사면에서 다양한 세기의 방사선이 조사되는 것이 가능하다.

이는 현재의 방사선 치료기술 가운데 가장 정밀한 선량계획을 구현한다고 볼 수 있다. 그러나 단점으로는 장비 가격이 고가이며, 치료 계획을 수립하는 데 전통 방사선 치료법의 10배 이상의 시간이 걸리며, 호흡상태에서 치료할 경우 치료부위에 오차가 발생하여 다른 부작용이 일어날 수 있다.

정위적 방사선 수술

외과 수술과는 달리 전신마취가 필요 없고, 출혈이 동반되는 외과용 칼 등을 사용하지 않으면서 고용량의 방사선을 정교하게 투여하여 수술과

사이버 나이프와 간암 파괴를 목표로 하는 영상

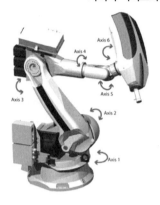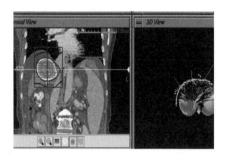

같은 효과를 내는 방사선 치료 방식으로 이를 방사선 수술stereotactic radiosurgery 이라고 한다.

방사선 수술 전용장비로는 감마 나이프와 사이버 나이프 등이 있다. 감마 나이프는 뇌 이외의 신체 부위를 치료하는 데 한계점을 보이므로 이를 보완한 사이버 나이프가 개발되었다.

사이버 나이프 치료는 방사선 수술 치료장치로서 양자투사와 같이 간 암세포에 고선량의 방사선을 조사할 수 있고, 주변 간 조직에 방사선 조사를 최소화할 수 있어 안전하게 사용할 수 있다. 구조는 방사선을 방출하는 선형 가속기와 여섯 부위의 관절로 연결된 로봇 축으로 구성되어 있다.

사이버 나이프는 5센티미터 이내의 공 모양이 가장 좋은 치료 대상이다. 그 이상을 넘어서는 경우 간암 내 방사선 조사량이 감소하므로 치료

효과가 감소된다. 다른 방사선 치료는 보통 4~5주에 걸쳐 약 4천cGy가 조사되지만, 사이버 나이프는 3일에 걸쳐 5천cGy 정도가 집중적으로 조사되므로, 간암 부위에 치료효과가 뚜렷하다.

사이버 나이프의 장점은 기존의 모든 치료법에 비해 무통, 무혈의 비침습적이며, 크기가 작은 단일 결절인 경우 효과가 매우 우수하다. 또한 CT 영상을 통해 치료 부위를 설정하므로, 반복적 간동맥 화학색전술로 치료가 안 되는 부위나 고주파 소작술 접근이 어려운 병소에 대한 국소치료, 문맥침습 간세포암종, 임프절 전이와 부신전이 등 기존 치료법으로 치료가 어려운 경우에도 효과적이다.

단점은 고비용이며, 삼차원적으로 치료부위 추적을 위한 간 내 3~4개의 금침 삽입이 필요하며, 한번 치료에 1개의 결절만 치료할 수 있어, 다발성인 경우 재치료를 위한 추가비용을 부담해야 한다. 또한 간세포암종이 식도, 십이지장, 위 등에 연접해 있는 경우에는 방사선 유발 장염, 궤양 또는 천공을 일으킬 수 있으며, 간경변증이 심한 경우 간 기능 저하가 유발되기도 한다.

따라서 사이버 나이프의 적응증은 5센티미터 이내의 단일결절 간세포암종에서 나이가 많은 경우, 문맥침습 간세포암종, 원발 간세포암종 치료 후에 간 외 단일 전이 등이다. 그러나 앞에서 설명한 바와 같이 무작위 대조연구가 없는 실정에서 다른 기존 치료법과 비교하여 생존율을 향상시킬 수 있는지에 대해서는 향후 전향적 임상연구가 필요하다.

영상 유도성 방사선 치료

영상 유도성 방사선 치료image guided adaptive radiotherapy, IGRT는 IMRT의 약점을 더욱 보완한 치료법이다. 즉, CT 촬영장치가 방사선 치료기에 부착되어 종양의 크기, 형태, 위치 등에 관하여 영상으로 검증하여 오차가 발생하였을 경우에 이를 실시간 오차 교정을 수행함으로써 치료에 즉시 반영하는 치료법이다.

대표적 치료기술인 나선식 단층치료법helical tomotherapy은 실시간 관찰되는 CT 영상을 토대로 치료하므로, IMRT, IGRT, 방사선 수술 기법을 모두 실현한 최신 맞춤형 방사선 치료법이다. 기존의 방사선 치료는 한 종양에 국한하여 치료하지만, 토모테라피는 여러 개의 종양을 한꺼번에 방사선

나선식 토모테라피

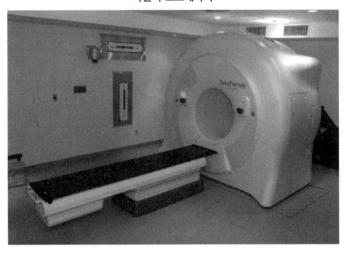

으로 치료를 할 수 있다는 장점이 있다.

양성자 치료법

양성자 치료법^{proton beam therapy}은 수소원자 핵을 구성하는 소립자인 양성자
proton를 가속해 암 치료에 사용하는 것으로, 소립자가 가진 특이한 물리학
적 성질을 이용하는 것이 특징이다. 양성자는 1차 방사선이므로 양성자
가 암 조직에 도달할 무렵에는 체내 에너지 흡수가 절정에 달해 암 조직
에만 에너지 흡수가 일어나 암세포를 파괴시킨 다음 소멸되어 없어지므
로 정상조직에는 거의 영향을 안 끼친다. 이 치료법은 향후 모든 암에 가
장 강력한 방삭선 치료로 등장할 것으로 보인다.

현재까지 많은 결과를 나타내고 있지는 않지만, 일부 진행된 암에서 2
년 생존율을 55%로 보고하고 있어 향후 결과가 주목된다.

고밀도 초음파집적 치료

고밀도 초음파집적 치료^{High Intensiy Focused Ultrasound, HIFU}는 초음파의 응용 치료
법으로 인체 내 깊숙이 위치한 암에 체외에서 초음파를 통해 초강력 초음
파집적으로 순간적 열(85℃ 이상)을 발생시켜 열치료하는 비침습적 국소치
료법이다.

장점은 초음파에서 종괴가 구별될 경우, 정상 조직의 손상이 없이 종양
조직만 태워죽일 수 있으며, 비침습적으로 개복할 필요가 없다는 점이다.
또한 시술자가 하이프 기계의 모니터를 통해 실시간 치료할 목표를 관찰
하면서, 실시간으로 치료 결과를 확인할 수 있다는 점이다. 대상은 단일

하이프 나이프

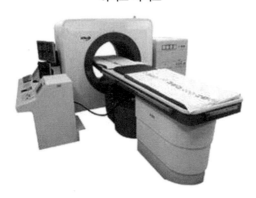

결절의 소간암에서 간 내 다발성 진행성 간세포암종 환자에게 적용할 수
있다.

단점으로는 고가의 진료비와 전신마취를 해야 하며, 피부 화상과 거대
간세포암종의 경우 치료 시야를 확보하기 위해 늑골을 절제해야 한다는
점이다. 국내에는 최근에 도입되어 아직 치료반응과 생존율의 결과에 대
해서는 더 많은 임상연구가 필요하다.

경피적 극초단파 응고요법

경피적 극초단파 응고요법은 전기적 에너지를 열에너지로 바꾸어 종양
조직을 열로 응고·괴사하는 방법으로, 고주파 외에 약 2천450메가헤르
츠의 극초단파를 이용한다. 경피적 극초단파 응고요법은 초음파를 보면
서 바늘을 간암에 찔러놓고 60와트의 전류로 약 60초간 극초단파를 조사
하여 간암조직이 열에 의해 응고괴사가 일어나도록 하는 방법이다.

이 방법은 3센티미터 이하의 소간암에서는 고주파 열치료만큼 성적이 우수하나 4센티미터 이상의 종양에서는 국소 재발이 많은 편이다. 일반적으로 3년 생존율은 73%를 보였고 합병증으로는 고주파 열치료와 유사하여 동통, 발열, 간효소 수치 증가, 늑막염, 출혈, 간농양 혹은 피부화상 등이 있다.

홀뮴 주입법

방사성동위원소인 홀뮴Holmium-166을 이용한 치료법으로, 홀뮴-166과 키토산 혼합액에 알칼리성 유도체를 동시에 혈관을 통해 주입함으로써 이들 물질이 간암세포에만 달라붙도록 하여 반감기가 짧으면서도 강력한 베타 방사선을 냄으로써 암세포만을 죽이는 치료방법이다.

크기가 작은 종양(3센티미터 이하)에는 매우 효과적으로 보고되었으나 향후 장기적이고 많은 환자를 대상으로 연구 결과가 필요하다고 본다.

점차 보편화되어 가는 간이식

간이식은 환자의 간을 모두 떼어내고 공여자의 간을 부분적으로 혹은 전체적으로 이식해주는 수술이다. 1967년 미국 콜로라도대학의 토머스 E. 스타즐Thomas E. Starzl 교수가 최초로 인간의 간이식을 성공시킨 이래, 수술방법과 기구의 발달과 간을 보관하는 보존액이나 면역억제제의 발달로 눈부신 발전을 거듭해오고 있다. 초창기에는 여러 가지 여건상 수술 성공률이나 생존율이 낮았으나 최근에는 높은 성공률과 생존율로 전 세계적으로 보편화되고 있다.

우리나라에서는 1988년 최초로 간이식을 성공시킨 이후 2005년 말까지 3천34명의 환자가 간이식을 받았다. 간이식은 크게 뇌사자의 간을 떼어 수혜자에게 이식하는 사체간이식과 살아 있는 간 제공자의 간의 절반을 떼어 수혜자에게 붙여주는 생체 부분간이식이 있다.

일반인들은 간을 반을 잘라도 살 수 있을까? 하는 의구심을 가질 수 있는데 이는 전혀 걱정할 필요가 없다. 간은 재생력이 강하여 1년만 지나면 거의 80~100%가 재생되기 때문에 일상생활을 하는 데 전혀 지장이 없다.

간이식도 수술적 방법에 의한 치료법이지만 간 절제술과 다른 점은 기능이 심하게 저하된 간과 암을 동시에 치료할 수 있는 방법으로 가장 이상적인 치료방법으로 여겨진다. 하지만 모든 간암에서 간이식을 받을 수 있는 것은 아니다. 일반적으로 말기 간암 환자가 간이식을 원하여 병원에 오지만 진행된 간암에서 간이식을 받으면 재발률이 높아 다시 간암이 생기면 면역 기능이 저하된 상태에서 더 빨리 암이 퍼져 사망할 수 있다. 따라서 간암 환자에게 간이식을 할 때도 신중하게 결정해야 한다.

간암 환자가 간이식으로 치료하고자 할 때 몇 가지 조건들을 충족해야 좋은 예후를 기대할 수 있다. 진행된 간암에 대하여 간이식을 할 경우 일반적으로 재발이 빈번하기 때문에 가능한 한 크기가 작고 간암의 병기가 적은 암일 수로 예후가 좋다.

20년 전만 해도 간암에 대한 간이식의 성적은 썩 좋지 않았다. 왜냐하면 환자의 선택이 광범위하여 진행된 간암에서도 수술을 시행했기 때문에 5년 생존율이 40% 미만이었고, 재발률도 32~54%였다. 이후 보다 선별된 간암 환자들을 선택하여 1개의 종양일 때는 5센티미터 이하이거나 3센티미터 이하의 종양이 3개 이하일 때 5년 생존율은 70%로 증가되었고 재발률도 15퍼센트로 감소했다.

이러한 조건을 평가하는 것을 '밀란 기준Milan criteria' 이라고 한다. 이것은 5센티미터 이하의 간암이 1개 있거나, 3센티미터 이하의 간암이 3개 이하일 때 이식 후에도 좋은 결과를 기대할 수 있다. 하지만 최근에는 이 기준보다 좀더 확대된 'UCSF 기준University of California San Francisco citeria' 도 사용되고 있다. 이는 6.5센티미터 이하의 간암이 1개 있거나 4.5센티미터 이하의 간암이 3개 이하이면서, 총 간암의 직경의 합이 8센티미터 이하인 경우를 포함한다.

간암에 대한 간 절제술과 간이식의 효과를 비교한 결과는 크기가 3센티미터 이하인 소간암에서 간이식 수술이 간 절제술에 비해 재발률이 낮고 3년 생존율은 약 40~50%라고 보고되었다. 하지만 말기 간경변을 동반한 상태에서 간암이 생겼을 경우에는 간 절제술보다 간이식이 우선적으로 고려된다.

간이식을 할 때는 간암의 상태뿐 아니라 여러 가지 사항들을 고려해야 한다.

첫째, 우선 건강한 간을 제공할 수 있는 제공자가 있어야 한다. 과거에는 뇌사자의 간을 이용하여 간이식을 받는 경우가 대부분이었으나, 최근에는 부분이식이 발전하여 환자의 간을 모두 떼어낸 후 공여자의 간을 절반 이상 이식해주면 제공자나 환자 모두 안전하게 회복될 수 있다. 하지만 공여자의 조건으로는 우선 혈액형이 일치해야 하고 기존의 바이러스성 간염과 같은 만성 간질환이 없어야 한다. 공여자의 혈액형이 O형인 경우 O형, A형, B형 그리고 AB형의 환자들에게 간을 제공할 수 있다.

둘째, 환자의 나이를 고려해야 한다. 간이식은 아주 복잡하고 어려운 수술이기 때문에 장시간 수술을 받을 수 있는 체력이 뒷받침되지 않으면 회복이 어렵다. 하지만 최근 노년층에서도 체력이 좋은 환자들이 많기 때문에 너무 연령에만 국한시킬 필요는 없다. 10년 전만 해도 간이식을 받을 수 있는 최고 연령을 60대 초반으로 여겼으나 최근에는 70대 초반까지 연장되어 적용하고 있다.

셋째, 간이식을 받는 대상자는 대부분 B형 또는 C형 간염 바이러스를 가지고 있다. 따라서 이식 후에도 이러한 바이러스들의 감염이 재발될 가능성이 있기 때문에 이에 대한 예방 대책이나 치료대책을 미리 고려해야 한다.

넷째, 경제적 여건을 고려해야 한다. 간이식에는 많은 의료비가 들고 이식 후에도 면역억제제나 항바이러스 치료제와 정기적인 검사 그리고 합병증이 생길 경우에 드는 비용 등이 만만치 않기 때문에 경제적으로 이를 뒷받침할 만한 여력이 없으면 이식을 제고해야 한다.

간암 치료 후 생길 수 있는 부작용과 대책

간 효소 수치의 증가

경도관 항암 화학색전술이나 전신 화학요법 혹은 고주파 열치료로 광범위한 간조직을 소작시켰을 때 간 효소(SGOT 혹은 SGPT) 수치가 치료 전보다 증가되면 약물에 의한 약물유인성 간염이나 괴사에 의한 간염으로 생각하고 대증요법으로 치료하면서 경과를 관찰한다. 보통 3~4일 후에는 치료 전 수치로 떨어진다.

간부전

일반적으로 간암은 B형 또는 C형 간염 바이러스에 의한 간경변을 동반하고 있어 바이러스 활동성이 되면 간 기능 장애가 더욱 심해질 수 있다. 이러한 상황에서 항암 화학요법이나 방사선 치료를 받는다면 면역기능이 저하되어 바이러스 복제력이 더 활발해져 간 기능이 점점 악화되어 간부전으로 사망할 수 있다.

따라서 항암 화학요법이나 방사선 치료 등을 시행하기 전에는 바이러스 활동성 여부를 반드시 확인하고, 활동성인 경우 항바이러스 치료를 먼저 하면서 간암에 대한 치료를 하는 것이 바람직하다.

감염과 패혈증

간은 세균과 바이러스의 침입에 대한 직접 혹은 간접적인 방어작용에 중추적인 역할을 한다. 하지만 간경변이나 만성 간질환이 있을 경우 이러한 기능이 떨어지고 게다가 항암제나 방사선 치료를 받으면 면역기능이 더욱 저하되어 세균이나 바이러스 감염에 쉽게 걸릴 수 있다.

따라서 간에 바늘을 집어넣어 치료를 하는 고주파나 간동맥을 통해 항암제를 주입하는 경도관 동맥 화학색전술과 같이 몸에 상처를 내어 시술하는 경우 항상 감염이 될 가능성을 고려하여 예방적으로 항생제를 투여한다.

만일 이러한 치료에도 발열이나 감염의 징후가 명백한 경우 혈액배양과 함께 적절한 항생제나 항바이러스제제의 치료가 필요하다. 간암이나 간경변 환자는 식도 출혈이나 복수가 동반되는 경우가 많아 세균감염이 쉽게 일난다. 따라서 제때 치료를 못할 경우 세균이 혈액으로 들어가 전신을 돌아 여러 장기의 기능상실을 유도하는 패혈증으로 사망할 수 있다.

출혈

간암 환자의 대부분이 간경변증을 동반하고 있어 혈액응고장애를 나타낸다. 고주파 열치료나 알코올 주입법 같은 치료처럼 간암 내에 바늘을 직접 찔러 넣을 때 지혈 반응이 약한 환자는 출혈이 쉽게 일어날 수 있기 때문에 사전에 미리 대비해야 한다.

예를 들어 프로트롬빈 시간이 60% 이하인 환자는 시술 전후로 신선냉동 혈장이나 비타민 K를 정맥 주사하면서 출혈의 징후가 없는지 관찰하는 것이 중요하다.

동통

간암 환자는 통증이 여러 곳에 다양하게 나타날 수 있다. 예를 들면, 복수가 있는 환자는 복막염이 생길 때 심한 복통을 호소하고, 간암이 척추에 전이된 경우 해당 부위부터 아래쪽으로 뻗치는 통증이 심하게 나타날 수도 있으며, 항암 화학요법으로 치료받은 후 장염, 변비 혹은 장폐색이 생겨 복통을 호소하기도 한다. 또한 고주파 열치료를 한 후 담즙이 흘러나와 복막을 자극할 때도 심한 통증을 호소할 수 있다.

이렇게 다양한 통증이 나타나면 그 부위의 원인을 잘 파악하여 원인에 따라 치료를 해야 한다. 복수에 의한 복막염은 3세대 항생제를 사용하고, 전이암에 의한 통증은 방사선 치료로 조절할 수 있으며, 항암 화학요법이나 고주파 치료 후에 오는 통증은 시간이 지나면 호전될 수 있으므로 진통제를 투여하면서 조절한다.

암 환자에게 사용하는 진통제는 크게 비마약성 진통제와 마약성 진통제로 분류하는데, 말기 암 환자에게는 주로 마약성 진통제를 사용한다. 이러한 진통제를 사용하면 진통효과는 좋으나 구토, 변비 그리고 호흡억제 등이 나타날 수 있으며, 특히 간암 환자는 간성 혼수에 빠질 수 있으므로 주의 깊게 관찰하면서 사용해야 한다.

흉통과 호흡곤란

간암이 횡경막과 닿는 간의 꼭대기^{dome}에 생겨 고주파 열치료나 알코올 주입법 등으로 치료한 경우 바늘로 폐를 뚫어 기흉이 발생하면 환자는 심한 흉통과 호흡곤란을 호소한다. 이때는 응급처치로 공기를 빼내는 흡인

술이나 흉관 삽입술로 치료하면서 경과를 관찰한다. 보통 수일 내로 회복된다.

황달

간암 환자에게 황달이 나타나면 예후가 나쁜 징후를 나타낸다. 정상적으로 간에서 합성된 담즙이 담관을 타고 내려가 십이지장으로 들어가면 우리가 섭취한 음식물을 분해하고 소화하는 데 중요한 역할을 한다. 따라서 황달이 심해지면 소화관 내로 담즙분비가 제대로 안 되어 소화가 안 되고 구역이 심해지며 가려움증이 나타난다.

간암 환자의 황달은 여러 원인에 의해 일어날 수 있다. 우선 간암이 간내담관을 침범하여 담도가 막힌 경우 혹은 간암 치료 후에 간내담도가 손상을 받아 염증이나 막힌 경우, 또는 간부전이 심하여 황달이 오는 경우다. 간내담관의 손상이나 염증 혹은 간부전에 의한 황달은 약물치료를 하면서 경과를 관찰할 수 있다. 그러나 간암에 의하여 담관이 막힌 경우에는 내시경을 통하여 십이지장으로부터 담관을 거꾸로 조영하면서 막힌 부위를 찾아 인공관을 삽입하여 담즙을 흐르게 해주거나 몸 바깥쪽으로부터 간내담관으로 튜브를 삽입하여 담관 내 저류된 담즙을 몸 밖으로 배출시키면 황달이 호전될 수 있다. 그러나 이러한 방법은 일시적이므로 간암이 점차 커지면 결국 힘든 상황이 될 수밖에 없다.

구역질과 구토

항암제를 맞으면 위가 자극되거나 뇌 부위의 구토 중추가 자극받아 구토가 일어난다. 이러한 구토 증세는 환자마다 느끼는 정도가 다르다. 간암 환자에게 전신 화학요법을 하는 경우 2~3개의 항암제를 병합 투여할 때 구역질과 구토가 흔히 일어나므로 진토제를 투여하여 이러한 증세를 감소시킨다.

환자들은 이러한 구토증세가 있을 때 억지로 음식을 먹지 않도록 하는 것이 오히려 편해질 수 있다. 이 기간 동안 식사는 부드러운 유동식으로 열량이 높은 음식을 섭취하는 게 좋다. 자극적인 음식이나 뜨거운 음식 그리고 너무 기름진 음식 등은 삼가는 게 좋다. 또한 물만 먹어야 할 때에는 탈수나 전해질 장애를 예방하기 위해 이온 음료나 당분이 있는 물을 섭취하는 게 좋다.

이러한 증세는 치료 후에 3~4일 정도 지나면 대부분 호전되므로 그 기간 동안 탈수나 다른 부작용이 나타나지 않도록 경과를 보면서 치료한다.

구내염 또는 설사

항암제는 암세포뿐만 아니라 분열, 증식이 빠른 구강 내 점막이나 위장관 점막, 모낭, 생식기관 그리고 골수와 같은 정상 세포에도 영향을 미치므로 구내염, 설사, 탈모, 백혈구 그리고 혈소판 감소증을 일으킨다.

이중 구내염과 설사는 점막세포가 떨어져나가 생기는 현상으로, 구내염은 항암 치료 후에 수일부터 2주까지 나타날 수 있고 설사 또한 1~2주 후에 나타날 수 있다. 구내염이나 설사는 영양과 아주 밀접하기 때문에 며칠만 식사를 못해도 금세 탈수로 이어져 신장 기능 장애나 간성 혼수상태에 빠질 수 있다. 따라서 이러한 경우는 전해질을 교정하면서 수액요법을 시행하는 것이 필수적이다.

또한 구내염이 생겼을 때는 칫솔질을 너무 세게 하지 않도록 하고, 입 안을 자주 헹궈 입속이 마르지 않도록 하며, 음식물은 유동식으로 하되, 가급적 열량이 높고 비타민 등이 풍부한 음식을 섭취하도록 한다.

탈모

항암제 투여 후에 나타나는 탈모는 환자들에게 정신적으로 상당한 충격을 준다. 일단 외관상 머리가 빠지면 대인 기피증도 생기고 자신의 모습을 보면서 더욱 낙망하는 경우도 있다. 하지만 탈모는 항암치료 후 일시적으로 나타나는 현상이기 때문에 이에 대한 스트레스를 많이 받을 필요는 없다.

일반적으로 탈모는 항암제의 종류나 영향에 영향을 많이 받고 치료 후 2~3주부터 빠지기 시작하여 치료가 끝난 후에는 대부분 다시 회복된다. 탈모가 심할 때는 머리를 감을 때 조심해야 하고 가급적 두피에 많은 자극을 주지 않는 샴푸를 사용한다. 또한 파마라든가 젤 등을 사용하지 않는 것이 좋다.

백혈구와 혈소판의 감소

항암치료 1~2주 후에 골수에서 만들어지는 백혈구와 혈소판이 감소되면 감염의 위험성이 높아지고 출혈성 경향이 생길 수 있다. 백혈구는 우리 몸에서 세균이나 바이러스 감염되면 이를 직접 죽이든가 면역학적 기작을 통하여 제거한다. 이러한 기능이 떨어지면 감염에 약해져 자못 패혈증으로 이어질 수도 있으므로 열이 나거나 춥고 떨리는 증세가 있을 때는 감염을 의심하고 적합한 항생제 등을 투여하여 감염이 더 진행되지 않도록 치료해야 한다.

혈소판은 몸에 출혈이 생길 때 모여들어 지혈을 신속하게 도와주는 역할을 한다. 따라서 혈소판이 떨어지면 잇몸에서 출혈이 생기거나 코피가 자주 날 수 있으며 조금만 부딪쳐도 멍이 잘 든다. 특히, 간경변증 환자들은 간에서 혈액응고 합성이 잘 되지 않는 상태이므로 혈소판이 떨어지면 출혈성 경향이 더욱 높아지기 때문에 식도정맥류 출혈이나 장출혈의 소견이 없는지 주의 깊게 관찰해야 한다. 이러한 백혈구 감소와 혈소판 감소는 항암제 투여 2주 이후에는 대부분 회복되므로 특별한 합병증이 없는 한 이에 대한 치료를 할 필요는 없다.

신장 기능 장애

간암 환자의 신장 기능 장애는 CT 스캔과 같은 영상항적 촬영을 할 때 사용되는 조영제나 특정 항암제에 의한 독성, 또는 항암제 투여 후 심한 구토나 설사로 인한 탈수에 의해 올 수 있다. 이러한 신장 기능 장애는 일시적이므로 이를 추적 검사하면서 관찰한다.

생식기관과 성기능 장애

항암 화학치료를 받는 여성은 생리가 불규칙해지거나 없어질 수 있다. 또한 항암제는 불임이나 기형아를 출산할 가능성이 있으므로 항암 화학요법을 하는 동안에는 임신은 피하도록 한다.

남성의 경우 항암제가 정자의 생성이나 운동에 영향을 미칠 수 있어 불임을 초래할 수 있다.

변비

항암 치료 후에 생기는 변비는 주로 진토제나 진정제 혹은 진통제에 의해서 생긴다. 이러한 경우 섬유질이 풍부한 음식을 섭취하는 게 좋고, 체력이 허락되면 가벼운 운동과 필요에 따라 완화제를 사용한다.

치료 후 안정하며 재발을 줄이는 생활 습관

간암을 진단받고 치료를 마친 후에 환자는 일단 안도의 숨을 쉬면서도 또다시 닥칠 암에 대한 공포감 때문에 스트레스를 받는다. 따라서 치료 후에는 어떻게 몸을 관리해야 할지 의사와 상의하면서 관리해가는 게 좋다.

치료 후 계획적인 관리가 중요하다

일단 첫 번째 치료가 성공적으로 끝나면 다음 치료의 계획이나 검사 예약 등을 잘 기억하는 것이 중요하다. 병원에 왔을 때는 첫 번째 치료 후 그동안 나타났던 이상 증상이나 부작용 같은 변화를 의사에게 말한다. 또한 혈액검사나 엑스레이나 CT 스캔 같은 영상학적 검사를 통하여 지난번 치료가 잘되었는지 혹은 더 나빠졌는지를 확인한다. 병의 호전 혹은 악화에 따라 1차 치료를 반복할지 혹은 다른 치료 방법으로 바꿔야 할지 의사와 상의한다. 물론 치료 방법을 바꿀 때는 치료의 장단점에 대한 설명을 듣는 것이 중요하다.

우리나라 간암 환자는 90% 이상이 B형 또는 C형 간염 바이러스를 가지고 있기 때문에 이 바이러스들이 활동성일 경우에는 간 기능이 더욱 저하되어 어떠한 치료도 받지 못하는 경우가 생길 수 있다.

예를 들면, 전신 항암 화학요법을 받는 환자들은 약제에 의해 체내 면역 기능이 떨어지는데 이때 간에 잠재해 있는 바이러스들은 활동성이 더

간암 환자의 장애인 등록 기준

장애 등급	장애 정도
1급	만성 간질환(간경변증, 간세포암종 등) 등으로 진단받은 환자 가운데 잔여 간 기능이 Child-Pugh 평가상 등급 C 이면서 다음의 합병증 가운데 한 가지 이상을 보이는 사람 ① 만성 간성뇌증, ② 내과적 치료로 조절되지 않는 난치성 복수
2급	만성 간질환(간경변증, 간세포암종 등) 등으로 진단받은 환자 가운데 잔여 간 기능이 Child-Pugh 평가상 등급 C 이면서 다음의 합병증 가운데 한 가지 이상을 보이는 사람 ① 간성뇌증의 병력, ② 자발성 세균성 복막염의 병력
3급	만성 간질환(간경변증, 간세포암종 등) 등으로 진단받은 환자 가운데 잔여 간 기능이 Child-Pugh 평가상 등급 C 인 사람
5급	만성 간질환(간경변증, 간세포암종 등) 등으로 간이식을 시술받은 사람

커지기 쉽다. 따라서 이러한 환자들은 특히 바이러스를 억제시킬 수 있도록 적절한 약물치료를 미리부터 계획하는 것이 좋다. 이미 간염 바이러스가 활동성이 되어 간 기능이 저하되기 시작하면 자칫 간부전으로 빠지는 경우도 있기 때문이다.

또한 간암의 치료가 외과적 절제술로 한번에 완치되는 경우도 있지만 많은 환자들이 비수술적 요법으로 치료받기 때문에 반복적인 치료가 요구되고 의료비 또한 만만치 않다. 이럴 때는 암 환자로 등록을 하면 상당한 의료비 감면 혜택을 받을 수 있기 때문에 이에 대한 정보들을 잘 알아두는 것이 좋다. 또한 간질환 환자들 가운데 일부는 장애인 등록을 할 수 있다. 이런 경우 경제적으로 세금 혜택이나 장애인 우선순위와 같은 여러 제도에서 혜택을 누릴 수 있다.

의사와 환자의 원활한 의사소통이 필요하다

우리나라 진료 시스템에서는 의사들이 많은 환자들을 짧은 시간에 봐야 하기 때문에 완벽한 인간이 아닌 이상 자칫 실수를 할 수도 있다. 필자 역시 가끔 임상에서 많은 환자들을 접하면서 환자들과 충분한 대화를 나누지 못함으로써 오해를 샀던 경우도 있다. 이럴 때 어떤 환자들은 자신의 진단과 치료에 대한 계획을 못 미더워 하는 경우도 생길 것이다.

미국암학회에서 환자들에게 권하는 사항은 이런 경우에 다른 의사를 찾아가 다시 한 번 자신의 병을 확인해보라고 한다. 필자는 이런 환자들에게는 꼭 사실을 주지시켜 준다. 왜냐하면 처음부터 환자가 의사를 못 미더워 하고 자신의 병에 대한 의구심을 갖고 치료를 시작한다면 후에 여러 가지 문제점이나 불쾌한 일들이 생길 수 있을 것이기 때문이다. 다른 의사에게 찾아갈 경우에는 이전 병원에서 검사하거나 치료한 기록들과 영상학적 소견들은 CD에 저장하여 가지고 가는 것이 좋다.

희망을 위한 마인드 컨트롤

간암을 진단받으면 아무리 호기 있던 사람이라 할지라도 의기소침해지게 마련이다. 그들은 '내가 왜!' 하는 분노감과 함께 자신의 병을 인정하지 않으려는 경향이 있다. 특히 술을 많이 마시면서 사회생활을 했던 환자들이 간암을 진단받으면 이러한 우울 증세가 더 심해져 아예 현실을 도피하고 싶어한다. 하지만 무엇이 자신의 건강을 이렇게 만들었는가를 돌이켜보는 시간이 필요하다. 자신이 얼마나 많은 술을 마셨는가? 해로운 담배를 얼마나 피웠는가? 자신의 건강을 위해 운동은 얼마나 많이 했는가? 하고.

이런 후회감이 자포자기의 심정이 되지 않도록 감정의 갈등을 빨리 접는 것이 중요하다. 일단 인정할 것은 인정하고 새로운 치료를 기꺼이 받아들일 수 있는 마음가짐을 가져야 한다. 어쩌면 이러한 계기로 남은 인생을 보다 보람 있게 살 수 있는 기회가 될 수도 있기 때문이다. 물론 과거에 술과 담배를 했던 습관들은 모두 버려야 한다.

영양의 균형을 이룬 식사

간암 환자들의 가장 큰 관심사 가운데 하나는 '어떤 음식이 좋은가?' 와 '무엇을 먹지 말아야 하는가?' 이다. 간암 치료 후에는 심한 부작용들을 흔히 경험하기 때문에 환자들은 더 예민해지게 마련이다.

올바른 식생활은 분명 환자들에게 도움이 될 수 있다. 하지만 자칫 좋다는 음식만 먹다 보면 편식에 빠져 영양의 균형이 깨질 수 있다. 따라서 균형이 있는 식사 습관이 가장 중요하다. 하지만 간경변을 동반한 간암 환자의 경우에는 환자의 남은 간 기능에 따라 음식 섭취에 주의해야 한다.

일반적으로 간경변증 환자는 충분한 당질(밥, 빵, 국수, 감자, 떡 등)과 적당량의 단백질과 지방을 섭취한다. 충분한 비타민과 무기질섭취를 위해 과일이나 채소도 많이 섭취한다. 단, 복수나 간성혼수가 있는 환자는 다음과 같은 주의사항이 필요하다.

복수가 있는 간암 환자의 경우

음식의 염분과 수분 섭취를 제한한다. 왜냐하면 음식을 짜게 먹거나 수분을 많이 섭취하면 복수가 더욱 심해져 간암 치료에 지장을 주고 일상생활에 제약이 많기 때문이다. 수분을 제한하라는 것은 물뿐만 아니라 국, 커피, 차, 음료수 그리고 수박과 같은 수분 함량이 많은 과일들도 포함된다.

간성혼수의 병력이 있던 간암 환자의 경우

간경변증이 심해지면 간성혼수를 일으킬 수 있는데, 이에 대한 원인 가운데 하나가 고단백을 섭취한 경우다. 고단백 식이를 많이 하면 단백질이 대사되어 암모니아가 생성되는데 이들이 제대로 배출이 안 될 경우 혼수 상태에 빠지기 쉽다. 일반적으로 환자들이 병원에서 퇴원하면 가장 먼저 찾는 식품이 그동안 허해진 몸을 보강하고자 고단백 음식들(각종 육류, 생선류, 두부, 계란, 우유, 오징어 등)을 많이 찾는다. 물론 적당히 먹으면 영양 균형에 도움이 되지만 과하면 자칫 혼수를 일으킬 수 있기 때문에 주의해야 한다.

간성혼수가 있는 동안에는 단백질이나 지방 섭취를 제한하고, 당뇨가 없다면 통조림 과일이나 꿀과 같은 당질류를 섭취하는 것이 좋다. 간성혼수가 풀리면 조심스럽게 고루고루 음식을 섭취한다.

또한 여름철에는 어패류나 회와 같은 날음식은 삼가는 것이 좋다. 왜냐하면 비브리오 패혈증과 같은 감염이 주로 간 기능 장애가 있는 환자들에게는 치명적이기 때문이다. 이상과 같이 특별한 경우를 제외하고는 곡류, 야채, 단백질과 지방질을 고루고루 섭취하는 것이 좋다.

대체요법과 보조요법으로 간암이 완치된다?

암 환자들의 주변에는 항상 선의를 가장한 상술이 따르게 마련이다. 온

갖 종류의 보조식품이나 민간요법 혹은 대체치료법을 들고 나와 환자들을 유혹하기도 한다. 물론 이러한 치료들 가운데 어떤 것은 환자의 건강에 도움을 줄 수도 있을지 모른다.

언젠가 어떤 방송국에서는 대대적으로 암에 대한 대체요법의 효과로 치료된 사례들을 방영하면서 의사들은 이러한 치료에 무조건 반대하지 말고 향후 연구해보라는 내용을 제시한 바 있다. 물론 최근 여러 국가에서 대체요법의 관심도가 높아지고 있는 것은 사실이다. 미국에서도 대체요법연구회가 활동적인 연구모임을 하고 있다. 하지만 아직까지 간암에 대해서는 과학적으로 치료효과를 검증한 보고들이 나오지 않고 있는 실정이다.

수많은 암 환자들 가운데 저절로 암이 좋아지는 경우도 분명 있을 것이다. 그러나 일부 몇몇 사례를 들어 간암 치료효과를 논하는 것은 아직 시기상조다. 많은 약제들이 식물이나 동물에서 추출되는 것을 감안할 때 이에 대한 연구도 필요할 것이다. 하지만 다른 암과 달리 간암은 간 기능 장애를 동반하기 때문에 조금만 독한 물질을 섭취해도 금방 간 기능이 나빠질 수 있는 것이다. 간 기능이 떨어지면 제대로 된 치료도 받아보지 못하고 생을 마감할 수가 있다. 따라서 환자나 보호자들은 어떤 것이 환자에게 도움이 되는 치료인가를 잘 따져보고, 보다 안전하고 검증된 치료를 선택해 환자의 질병을 완치하거나 생명을 연장시킬 수 있도록 깊이 생각해야 한다.

휴식, 일 그리고 운동

피로는 암 치료를 받고 있는 환자들이 가장 흔히 느끼는 증상이다. 이러한 피로감은 오랫동안 지속될 수 있어 환자들은 더 실망감을 느낄 수 있다. 하지만 이럴 때 체력에 맞는 적당한 운동을 시작하면 피로감이 줄수 있다.

치료하는 동안 침대에서 오랜 시간을 보내고 나면, 근육의 힘이 빠져 더 피로감을 느낄 수 있다. 따라서 적당한 운동과 함께 근력이 생기면 피로감도 줄어들고 우울한 기분도 상쾌해져 더 밝은 생활을 영위할 수 있다. 그러나 너무 무리하게 운동을 한다면 오히려 다른 문제를 일으킬 수 있다. 따라서 운동과 휴식을 적당하게 반복하면서 체력을 보강하는 것이 중요하다.

이러한 운동은 일주일에 5일 이상으로 하루 최소한 30분 이상이 좋다.

직장에 다니거나 사업을 하는 사람들은 과도한 스트레스에서 벗어날 수 있도록 업무량을 조절해야 한다. 적당한 운동이 필요하고 항상 어떻게 하면 오랫동안 건강을 유지할 수 있을까?를 생각하며 생활하는 것이 중요하다.

암에 대한 공포를 줄이는 방법

최근 외국의 연구보고에 의하면 어떤 사람이라도 암을 진단받으면 극도의 공포감에 정신적 공황 사태에 빠져 이것이 체내의 면역체계를 더 약화시켜 암이 더 빨리 진행되어 예후가 불량하다고 한다. 이렇게 암도 무섭지만 그보다 더 무서운 것은 바로 공포감인 것이다.

일단 치료가 끝나면 환자들은 복잡한 감정에 사로잡힐지 모른다. 본인의 병이 환자의 가족, 친구 그리고 직장생활에 어떠한 영향을 미칠까 하는 착잡한 심정이 생길 것이다. 이때는 가족과 진지한 대화를 나누고 상의하는 게 제일 중요하다.

다음으로는 친구를 찾거나, 암 환자를 도와주는 모임에 참여하거나, 종교에 의지한다든가, 인터넷을 통한 암 환자들의 모임에 참여하여 의견을 듣는다든가 혹은 개인적인 상담가를 찾아가 상의하는 것도 정신적 안정에 도움이 될 수 있다.

어떤 환자는 암을 진단받은 후에 혼자서 여행을 떠나는 사람도 있는데 그럴 경우에는 오히려 심한 외로움을 느낄 수 있으므로 차라리 가족이나 친구와 함께 가는 편이 낫다. 일단 환자들은 암을 가능한 한 빨리 받아들여야 하고 나머지 인생을 어떻게 살아야 하는가를 생각해야 한다.

간암이 재발될 경우, 이렇게 하자

다른 암보다 재발률이 높은 간암

1개의 종양이 있으면서 간 기능이 정상인 간암 환자가 절제술을 받았을 경우 5년 생존율은 60~70%에 이른다. 하지만 이러한 경우 수술 후 5년째 간암의 재발률은 약 70%로 보고되고 있다.

간암은 다른 종양보다 훨씬 재발률이 높은데, 그 이유는 간암 절제술 시에 미세혈관 내에 암세포가 숨어 있었을 가능성이나 아주 작은 종양이 간의 다른 부위에 있었으나 발견하지 못했을 가능성이 많기 때문이다.

간이식은 간 기능이 아주 저하되어 있으면서 3센티미터 이하의 종양이 3개 이하일 때 최선의 치료방법으로 간주되고 있다. 이론적으로 간이식은 간암과 간경변을 동시에 완치시킬 수 있기 때문이다.

20년 전만 해도 간암에 대한 간이식의 성적은 썩 좋지 않았다. 왜냐하면 환자의 선택이 광범위하여 진행된 간암에서도 수술을 시행했기 때문에 5년 생존율이 40% 미만이었고 재발률도 32~54%였다.

이후 보다 선별된 간암 환자들을 선택하여 1개의 종양일 때는 5센티미터 이하이거나 3센티미터 이하의 종양이 3개 이하일 때 5년 생존율은 70%로 증가되었고 재발률도 15%로 감소했다.

경피적 치료의 재발률

고주파 열치료나 알코올 주입법과 같이 경피적으로 치료를 하는 방법의 치료율은 종양의 크기가 3센티미터 이하일 경우에는 약 80%의 효과를 보이는 반면, 3~5센티미터인 경우에는 약 50%의 효과를 보였다.

최근 일본에서는 고주파 열치료와 알코올 주입법의 치료효과를 과학적으로 검증한 논문이 보고되었는데, 고주파 열치료의 4년 생존율은 74%인 반면에 알코올 주입법에서는 57%를 보였다. 여기서 재발률은 각각 65%와 79%를 보여 고주파 열치료가 더 효과적인 치료방법임을 제시한 바 있다.

간암이 재발할 경우의 치료 방법

불행하게도 간암의 재발을 억제하기란 쉽지 않다. 수술 전에 보조적으로 항암 화학요법이나 경도관 동맥 화학색전술을 시행해도 효과적으로 간암의 재발을 억제하기는 어렵다. 또한 재발을 예측할 수 있는 바이오마커bio-marker 같은 것도 아직 확실히 밝혀져 있지 않아 임상에서 재발에 대한 문제는 심각할 수밖에 없다.

재발된 간암에 대한 치료방법의 선택은 재발된 위치, 1차적으로 시행했던 치료 방법과 간 기능 상태 등에 따라 결정된다.

예를 들면, 간 기능이 정상이면서 1개의 소간암이 재발되었다면 수술적 절제를 고려하거나 고주파 열치료나 알코올 주입법과 같은 국소치료를 할 수 있다. 그러나 간경변이 심하여 간 기능이 저하된 경우에서는 간이식을 고려하는 것이 좋다.

간암의 재발이 다발성으로 왔을 때는 경도관 동맥 화학색전술을 고려하고, 간 이외에 폐나 뼈로 전이된 경우에는 전신 항암 화학요법이나 방사선 치료를 고려할 수 있다. 심한 동통이나 호흡곤란을 호소하는 전이성 간암 환자에게는 항암 화학요법보다는 이에 대한 증상치료가 우선되어야 한다.

Point

간암의 치료 방법

환자는 치료에 앞서 무엇보다 의사에게 신뢰감을 가져야 한다. 그리고 각 치료의 장단점과 성공률, 부작용, 경과와 예후, 치료비에 대해 고려한 후에 최선의 방법을 선택하도록 한다. 간암의 치료는 크게 수술적 요법과 비수술적 요법으로 나뉜다. 어떠한 치료 방법이든 간암의 경우에는 조기 발견되면 생존율이 월등히 높다는 사실을 기억하자.

치료 후의 일반적인 관리

환자는 치료 후 재발에 대한 공포에서 벗어날 수 있도록 의사와 상의하면서 계획적으로 몸 관리에 들어가야 한다. 일단 감정의 갈등을 접고 새로운 치료를 기꺼이 받아들이는 마음가짐이 필요하다. 또한 일부 경우를 제외하고 영양의 균형을 이루는 식사를 하도록 한다. 과도한 스트레스에서 벗어날 수 있도록 업무량을 조절하며 적당한 운동으로 체력을 보강한다.

간암이 재발된다면

간암은 다른 암에 비해 재발률이 높다. 재발된 위치, 1차로 시행했던 치료와 간 기능 상태에 따라 재발된 간암의 치료 방법이 결정된다.

4장

······

간암의 예방과 연구

간암 예방을 위한 전략적 치료
간암 정복을 위한 연구는 어디까지 왔는가

간암 예방을 위한 전략적 치료

간암은 다른 암과 달리 비교적 요인들이 잘 알려져 있기 때문에 간암의 위험인자를 가지고 있는 사람들이 감시검사만 철저히 한다면 얼마든지 조기에 발견하여 완치시킬 수 있다. 더 나아가 만성 간질환을 더 이상 진행되지 않도록 전략을 세워 치료한다면 최소한 간암 예방 또는 간암이 발생시기를 늦출 수 있다.

간암 예방은 목표에 따라 크게 1차와 2차 예방의 두 군으로 나눌 수 있다. 1차 예방은 여러 가지 원인에 의한 만성 간질환 환자에게 간암이 발생되지 않도록 예방하는 것을 목표로 하는 것이다.

2차 예방은 성공적으로 1차 치료를 마친 간암 환자에게 재발을 예방하거나 새로운 종양이 생기지 않도록 하는 것을 목표로 한다.

만성 간질환 환자를 위한 1차 예방

일반적으로 어떤 원인이든지 정상 간에서 간암이 생기기까지를 4단계로 나눌 수 있다. 따라서 각 단계에서 저지함으로써 간암의 발생을 예방할 수 있다.

제1단계

간암의 원인 가운데 90~95%를 차지하는 것이 B형과 C형 간염 바이러스다. B형 간염은 세계적으로 간암의 가장 중요한 원인으로 꼽힌다. B형 간염 바이러스에 대한 예방백신은 개발되었으나 C형 간염 바이러스에 대한 백신은 아직 개발되지 않아 감염되지 않도록 주의해야 한다.

제2단계

성인의 급성 B형 간염은 대부분 특별한 치료 없이 완치되므로 경과를 관찰하면서 지내면 된다. 하지만 C형 간염은 50% 이상 만성화로 진행되므로 급성 간염 때 항바이러스 치료를 고려할 수 있다. 또한 윌슨병이나 혈색소증도 조기 발견하여 치료해야 만성 간염으로의 진행을 예방할 수 있다.

제3단계

B형 또는 C형 간염에 대한 항바이러스 치료를 적극적으로 하여 간경변으로 넘어가지 않도록 한다. 알코올성 간질환은 술을 끊어야 하고, 장

기적으로 스테로이드 계통의 약을 복용하는 사람은 이를 끊어야 한다.

제4단계

3단계 치료전략을 그대로 유지하면서 간암의 발생을 감시해야 한다. 현재까지 간경변에 대한 항섬유화 치료제의 효과는 아직 뚜렷한 효과를 거두지 못하고 있으나 이에 대한 약제의 개발과 임상시험이 활발히 수행 중이다.

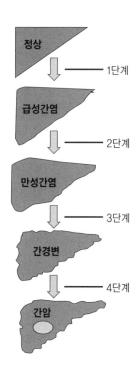

간암 재발을 막기 위한 2차 예방

간암을 성공적으로 절제하거나 국소치료로 없앤 후 간암이 재발되면 생존율이 떨어질 수밖에 없다. 현재까지 나온 결과들을 종합하면 이러한 성공적인 1차 치료 후에 3년 내 재발될 확률은 약 50%에 달한다. 따라서 재발한 간암은 간이식을 포함하여 다각적으로 치료방법을 모색해야 한다.

현재 레티노이드산과 같은 항암예방약을 비롯하여 여러 가지 임상시험이 진행 중에 있다. 아직 그 효과는 규명되지 않았으나 좋은 결과가 나오기를 희망한다.

간암의 3대 원인과 대책

B형 간염

특히 이 질환은 아시아 지역이나 아프리카 지역에 더 많이 발생하므로 이에 대한 백신은 필수적이다. B형 간염백신은 1980년대 초에 개발되어 점차적으로 줄고 있는 추세지만 아직도 아시아 지역이나 아프리카 지역에서는 이러한 백신이 어린이들에게 제대로 시행되고 있지 않아 아직도 심각한 실정이다.

우리나라에서도 1980년대 이전에는 전 국민의 약 10% 정도가 B형 간염에 걸려 있었으나 1980년대 초에 전국적으로 백신이 실시된 이후, 현재 전 국민의 B형 간염 환자는 약 5~8%로 보고되고 있고, 현재 신생아들에게서는 2% 미만으로 점차 줄어들고 있는 추세다. 따라서 이런 추세로 전국적으로 B형 간염백신이 잘 실시된다면 B형 간염 환자들뿐 아니라 간암 환자들도 현재의 절반 이하로 줄어들 것으로 예측된다.

B형 간염 바이러스는 주로 혈액이나 성 접촉에 의해 전파되는 것으로 알려져 있다. 출생 시 엄마에게서부터 태아에게 감염되기 쉽고, 어린 시절에는 감염된 가족에 의해 감염될 수 있다.

특히, 엄마에게서 감염된 신생아들은 대부분이 만성 간염으로 진행되지만, 성인이 B형 간염에 걸리면 90% 이상이 완치되므로 크게 걱정하지 않아도 된다. B형 간염이 있는 산모가 출산을 계획할 때는 반드시 산부인과 전문의와 상의하여 신생아에게 백신을 놓으면 거의 90% 이상이 B형 간염에 대한 항체가 생겨 안심할 수 있다.

우리나라는 세계 1위의 인터넷 강국으로 알려져 있다. 하지만 최근 아시아태평약 지역의 조사에 따르면 우리나라는 B형 간염에 대한 인식 수준이 아시아 국가 가운데 중간 정도에 해당한다고 한다. 그만큼 국민적 관심도가 적어 B형 간염이 무엇인지도 모르고 자신이 백신을 맞았는지 항체가 생겼는지 전혀 관심이 없다는 이야기다. 앞으로 이러한 점은 국가적 차원에서 홍보와 교육이 이루어져야 한다고 본다.

1) 만성 B형 간염을 치료해야 하는 이유

만성 B형 간염 가운데 15~20%는 5년 이내에 간경변으로 진행되고, 간경변과 활동성 간염이 있는 환자들 가운데 약 50~70% 정도만이 5년 이상을 생존할 수 있다고 보고되었다. 또한 간경변이 있는 환자에게 높은 비율로 간암이 발생하기 때문에 간경변으로 가는 과정을 가능한 지연시키는 것도 중요한 치료 전략 가운데 하나다.

최근 대만에서는 대규모 환자를 대상으로 한 연구에서 간암의 발생률은 혈중 B형 간염 바이러스 농도와 직접적으로 연관된다고 보고했다. 따라서 만성 B형 간염의 치료 목표는 지속적으로 B형 간염 바이러스 증식을 억제함으로써 간 손상을 억제 혹은 정지하여 간경변으로의 진행을 억제하고, 간경변의 합병증이나 간암의 발생을 예방하는 데 있다.

2) B형 간염에 대한 치료

현재까지 만성 B형 간염 치료에 대한 미국 FDA 공인 약제는 인터페론-알파2b(1992년), 라미부딘(제픽스, 1998년), 아데포비어(헵세라, 2002년), 엔테카비어(2005년 3월), 페그인터페론 알파-2a(2005년 5월)이다. 이중 라미부딘이 지난 4~5년간 가장 많이 사용되었다. 그러나 장기간 사용 시에는 라미부딘 내성균이 점차 증가되기 때문에 1년(8.2%), 2년(41.7%), 3년(55.7%) 그리고 4년째(64.8%) 각각 나타나 치료의 한계를 보여 이에 대한 2세대 약들로 아데포비어나 엔테카비어 등이 구제요법으로 사용되고 있다.

3) B형 간염 외피항원 양성인 만성 B형 간염의 치료

이 그룹의 환자들에 대한 치료 목표는 B형 간염 바이러스의 억제와 함께 외피항원(HBeAg)이 음성이 되고 이에 대한 항체가 생기며 간효소 수치가 정상화되는 것을 목표로 한다. 이들에 대한 간학회의 치료 권고안은 다음과 같다.

- 혈청 ALT치가 정상 상한치의 두 배 이내인 경우는 치료하지 않고 정 기적으로 관찰한다. 상황에 따라 간조직 검사를 시행하여 중등도 이 상의 괴사나 염증반응이 있으면 치료할 수 있다.
- 혈청 ALT치가 정상 상한치의 두 배 이상인 경우 치료를 고려하며 알 파 인터페론, 라미부딘, 또는 아데포비어 가운데 하나를 사용한다. 단, 비대상성 간질환의 경우 알파인터페론을 사용하지 않는다.

4) B형 간염 외피항원 음성인 만성 B형 간염의 치료

일반적으로 HBeAg음성인 환자가 HBeAg양성 환자보다 간경변으로 더 빨리 진행되므로 효과적인 항바이러스 선택과 장기 투여가 임상에서 중요한 이슈가 되고 있다.

이 군에 대한 치료 목표는 가능한 한 B형 간염 바이러스를 지속적으로 억제시키고 ALT치를 정상화로 유지하는 데 있다.

이들 환자군에 대한 치료 권고안은 HBeAg양성인 환자들의 권고안과 동일하다.

C형 간염

C형 간염은 동양보다 서양에서 더 많이 발생하고 우리나라에서는 아 직 B형 간염보다 적지만 현재까지 백신이 개발되지 않아 향후 점차 증가 될 가능성이 많은 질환이다.

C형 간염은 혈액이나 오염된 주사기의 사용 혹은 무분별한 성관계 시 상대방의 체내로 혈액이 들어갈 경우 전염된다. 서양에서는 마약중독자가 많아 이들 감염 환자수가 점차 늘고 있고, 이 바이러스 감염은 50~80%가 만성으로 진행되기 때문에 서양에서도 과거에 비해 간암 환자수가 점차 느는 추세에 있다.

아직 예방 백신은 개발되지 않았으나 이미 감염된 환자는 최근 개발된 페그-인터페론과 리바비린의 병합요법으로 바이러스를 제거할 수 있다 (50~85%). 따라서 가능한 한 조기에 항바이러스 치료를 고려하는 것이 병을 더 이상 진행되지 않도록 하는 지름길이다.

알코올성 간질환

알코올은 인류 역사 이후 일상생활에 기호품으로 애용되어 왔고 현대 사회생활에 거의 빠지지 않는 식품다. 술의 장점이라면 사회생활에 지친 사람들의 스트레스를 풀어주고 인간적인 유대관계를 돈독히 해주는 반면, 과량으로 섭취해 취하게 되면 실수를 하는 경우도 있고 건강을 잃는 단점도 있다.

알코올에 의한 간 장애는 사람마다 다른 간 내 효소기능에 따라 차이가 있다. 알코올을 섭취하면 약 80%가 간세포의 알코올 탈수소효소에 의해 대사되고, 나머지는 간세포 속의 마이크로좀-에타놀산화계에서 대사된다. 이렇게 섭취한 알코올의 80~90%는 간에서 대사되기 때문에 지속적인 과음은 간에 심한 장애를 불러일으킨다.

간에 손상을 입힐 수 있는 알코올 양은 하루 평균 60~80그램으로 4도

맥주 1천500~2천cc에 해당된다. 하지만 알코올 대사능력은 유전적 영향을 받으므로 개인차가 있을 수 있고 영양 상태에 따라서도 영향을 받는다.

또한 지방간은 알코올의 종류보다 총섭취량과 관계 있고, 같은 양이라도 매일 지속적으로 마시면 알코올 콜 대사의 효율성이 떨어져 지방간 발생이 더 심해진다. 지방간의 빈도는 외국의 경우 하루 60그램 이상 마시는 과음주자의 약 50%에서 나타나고, 이들 가운데 비만이 겹친 경우에는 약 95%가 지방간을 나타낸다고 보고된 바 있다.

일반적으로 여성은 알코올 대사기능이 남성보다 약하여 적은 양의 알코올에도 쉽게 손상을 입고 지방간이 빨리 진행된다고 알려져 있다. 의학적으로 알코올성 지방간은 지방간으로 그치는 것이 아니라 10~35%는 알코올성 간염으로 진행되고, 8~20%는 알코올성 간경변으로 진행되어 결국 간암이나 말기 간부전으로 사망하게 될 수 있다.

알코올성 지방간의 증상이 처음에는 거의 없거나 미미하다가 간질환이 진행될수록 우상복부 불쾌감이나 피로감을 호소한다. 따라서 이런 경우에는 서둘러 진료를 받아야 한다.

알코올성 지방간의 치료는 술을 끊는 것 이외에는 특별한 치료방법이 없다. 다만 술을 끊고 적당한 영양섭취를 하면 2주 내에 정상적으로 회복될 수 있다. 하지만 술을 자제 못할 정도의 지속적인 과음주자는 가족과 상의하여 정신과 치료를 받거나 사회 복지단체에서 시행하는 알코올 중독자 치료 프로그램에 가입하여 상담치료를 받는 것도 도움이 된다.

간암 정복을 위한 연구는 어디까지 왔는가

간암은 조기에 발견되면 완치 가능성이 높은 질병이다. 특히 간 기능이 아주 안 좋은 경우라도 진행이 덜 되었다면 간이식이라는 강력한 무기로 병든 간을 완전 제거하고 새 간을 이식함으로써 새생명을 찾을 수 있다. 하지만 간암의 발견이 늦어 치료의 폭이 매우 제한된 경우에는 환자나 가족에게 가장 심각한 문제다. 따라서 진행된 간암에서 어떻게 하면 생존율을 높이고 완치에 가까운 치료를 할 수 있을까 하는 것이 간 전문가들의 고민이자 숙제다.

현재 국내외에서 시행되는 간암 치료의 임상시험

임상시험clinical trial이란 현재 개발 중인 신약 또는 새로운 치료법의 안전성,

효능 등을 건강한 자원자 또는 대상 환자에서 평가하는 과정이다. 이 임상시험은 다시 제1상, 제2상, 제3상, 제4상의 4단계로 나뉘어 시행된다.

제1상 임상시험

동물실험과 같은 전임상시험preclinical trial을 거친 신약을 사람에서 처음으로 평가하는 과정으로, 주 목적은 신약의 안정성을 평가하는 시험이다. 이외에 약동 역학으로 이 약이 체내에서 어떻게 대사되는지를 평가하게 된다.

제2상 임상시험

약물의 효과를 확인하고, 부작용을 일으키지 않는 최대 농도를 평가하여 적정 용량의 범위와 용법을 평가하는 시험이다.

제3상 임상시험

새로운 약물의 효과가 어느 정도 검증되면 많은 환자를 대상으로 하여 효능을 최종적으로 검증하는 과정으로, 대상 질환의 치료효과에 대한 자료들을 분석하여 통계적 유의성을 검토하는 시험이다.

제4상 임상시험

시판 전에 환자를 대상으로 하여 유효성과 안전성을 집중적으로 연구하거나 새로운 적응증을 탐색하기 위한 시험이다.

어떤 질환에 대한 신약은 이렇게 복잡한 시험 단계를 거쳐 탄생하는데 새로운 물질을 발견한 시점부터 임상시험이 끝나 시판되려면 보통 10여 년 이상이 소요된다. 따라서 암 환자의 경우 새로운 약제로 치료받지도 못하고 세상을 등지는 경우가 많다.

일반적으로 임상시험 하면 우선 선입견을 가지고 마치 자신을 동물 실험처럼 하는 거 아니냐는 식으로 불쾌감을 표출하는 사람들이 많다. 하지만 이것은 잘못된 인식이다. 왜냐하면 많은 환자들이 전혀 검증되지도 않은 여러 가지 물질들을 민간요법이라는 주변 사람들의 권유로 아무런 두려움 없이 먹은 후에 사경을 헤매는 환자들을 임상에서 흔하게 보는 실정이다.

특히, 간암 환자의 경우 간 기능이 저하된 상태에서 이러한 물질을 먹은 후에 독성 간염이 심하게 오면 거의 회생이 불가한 경우가 많다. 이러한 측면에서 볼 때, 임상시험에 등록된 신약들은 최소한 전임상에서 안전성이 검증된 약이므로 검증되지 않은 민간요법보다는 안전하다. 하지만 신약도 4단계의 임상시험이 완전하게 검증되지 않은 상황에서는 임상가는 다음과 같은 몇 가지 측면에서 숙고해야 한다.

첫째, 이 치료가 암 환자에게 도움이 되는가?

둘째, 이 약이 현재 우리가 사용하는 것보다 더 나은 효과를 가져올 것인가?

셋째, 이 약이 어떤 부작용을 일으킬 수 있는가?

넷째, 어느 정도 부작용을 감수하더라도 효과가 뚜렷하다면 쓸 것인가?

다섯째, 이 치료가 어떤 환자에게 도움이 될까?

현재 인터넷에 들어가면 간암에 대한 여러 가지 새로운 임상시험이 전
세계적으로 시행되고 있다. 이중 세계에서 가장 대표적인 임상시험센터
인 미국국립보건원에서 주관하는 임상시험에 대한 정보는 웹 사이트
www.cancer.gov/clinicaltrials에서 검색할 수 있다.

우리나라에서는 현재까지 진행된 간암에 항암 화학요법에서 뚜렷한 성
적을 거두지 못하는 상황이다. 그러나 대한간암연구회 회원들이 주축이

임상시험 중인 간암치료 약제들

5-플루오로우라실 5-Fluorouracil
카페사이타빈 Capecitabine
독소루비신 Doxorubicin
에피루비신 Epirubicin
데토포사이드 Etoposide
시스플라틴 Cisplatin
젬사이타빈 Gemcitabine
마이토산트론 Mitoxantrone
인터페론-알파 Interferon-alpha
메게스테롤 Megesterol acetate
타목시펜 Tamoxifen
옥트레오타이드 Octreotide
탈리도마이드 Thalidomide
사이모피신 Thymophysin
알파-1-사이모신 alpha-1-thymosin

되어 좀더 과학적이고 체계적으로 연구하기 위하여 다기관 임상 연구가 진행 중에 있다.

일부 암 환자들에게는 새로운 치료법이 새로운 기회가 될 수 있다. 기다리면서 암이 진행되어 수명을 단축시키는 것과 임상시험에 등록하여 새로운 치료를 받아보는 기회를 갖는 것의 이해 득실을 다시 한 번 따져 보고 결정할 필요가 있다.

최근 간암에 대한 항암제, 호르몬제와 사이토카인 등의 임상시험이 다국적으로 수행되고 있다. 아직까지 그 효과가 괄목할 만한 것으로 보고되진 않았지만 앞으로 결과를 지켜보아야 할 것이다.

실험적 치료 연구

진행된 간암에서 기존의 다른 치료 방법에 의해 전혀 치료 효과를 기대하기 어려울 경우에는 실험적 치료도 고려할 수 있다. 물론 실험적 치료에는 환자의 목숨을 담보로 시행하는 것이므로 신중한 결정을 해야 한다.

현재 실험적 치료로서 일부 임상시험에 들어간 경우도 있고 부분적으로 결과도 보고되고 있다. 치료 결과 괄목할 만한 성과는 거두고 있지 못하지만 점차 좋아질 가능성도 있다고 전망된다.

호르몬 요법

간암세포의 약 30%가 에스토로겐이나 프로게스테론 수용체를 가지고 있다는 것에 착안하여 이에 대한 길항제인 타목시펜^{tamoxifen}이나 메게스테롤^{megesterol}을 사용하여 진행성 간암에서 임상연구를 시행했다. 그러나 뚜렷한 효과를 검증하지 못했다.

유전자 치료

유전자 요법이란 재조합 DNA 기술을 이용하여 제조한 새로운 유전적 물질을 세포 내로 주입시킴으로써 유전자 결함을 교정시키거나 세포에 새로운 치료기능을 생성해 질환을 치유하고자 하는 방법이다.

최근의 유전자 치료는 유전적 질환뿐 아니라 감염병, 퇴행성 질환이나 암 등과 같은 각종 난치병에 새롭고 전망 있는 치료 방법 가운데 하나로 발전하고 있다.

시험적 유전자 치료의 효과는 일부 특정 질환에서 입증되고 있지만, 아직 난치병의 임상시험단계에서 유전자 치료의 치유 효능에 대안 획기적인 결과가 보고되지 못한 실정에 있다.

1990년대 초부터 일기 시작한 유전자 치료의 열풍은 최근에 사회적 물의를 일으켰던 줄기세포치료와 유사한 점이 많았다. 하지만 10년이 경과해도 뚜렷한 성적을 내지 못했고 오히려 유전자 치료를 받던 일부 환자들이 사망하는 통에 임상연구가 상당히 위축되었다. 최근에 조금씩 다시 활발해지기 시작하고는 있지만 아직까지 임상에서 용이하게 사용되지는 못하는 실정이다.

유전자 치료를 이용한 악성종양의 치료에는 여러 가지 다양한 접근이 시도되고 있다. 이들을 세 가지로 분류해보면 첫째, 암의 특성인 돌연변이를 교정하는 방법이고, 둘째, 분자생물학적 기전에 치료 근간을 둔 분자적 화학요법, 셋째, 유전적으로 저하된 면역기능을 증강시키는 전략이다.

1) 돌연변이를 교정하는 유전자 치료

돌연변이를 교정하는 유전자 치료는 대부분의 종양이 체내에서 정상적으로 암이 발생하지 못하도록 작동하는 종양억제 유전자의 돌연변이를 동반하는 바, 이를 교정해줌으로써 암을 치료한다는 전략이다.

여기에 속하는 유전자가 p53 종양억제 유전자인데, 수년 전 우리나라에서 간암 환자에게 이를 이용한 유전자 치료를 시행하여 많은 논란을 불러왔던 유전자 치료다. 이에 대한 임상 연구결과는 아직 까지 검증되지 못해 추후 더 많은 결과들이 나올 때까지 기다려봐야 할 것 같다. 현재 여러 종양에서 이 유전자를 이용한 유전자 치료가 임상시험 중에 있다.

2) 기존 항암제의 부작용을 보완한 분자적 화학요법

현재 임상에서 사용되고 있는 항암제는 급속하게 제한 없이 성장하는 특징을 갖는 암세포에 작용하여 암세포의 증식과 성장을 억제하는 작용을 한다. 하지만 이런 항암제의 가장 큰 단점은 골수에 있는 조혈모세포나, 모낭세포나 위장관 상피세포처럼 분열과 증식을 하는 정상세포에도 영향을 미치기 때문에 골수기능을 억제시켜 백혈구나 혈소판 등을 감소시킨다. 또한 탈모가 많이 일어나고 위장장애가 심하게 나타날 수 있다. 이런 부작용을 보다 원천적으로 방지하기 위해 분자 생물학적인 작용기전을 이용하여 여러 가지 방법이 개발되고 있다.

- 약제 내성 유전자를 세포 내로 도입시킨 다음, 고용량으로 항암 화학 요법을 시행하면 부작용을 줄이면서 암세포를 한꺼번에 많이 죽일 수 있다는 개념이다. 아직 임상적 효과가 뚜렷하지는 않지만 좀더 결과를 지켜봐야 할 것이다.
- 암세포를 죽일 수 있는 유전자를 암세포 내로 도입한 다음, 어떤 전구 약물을 투여하면 그 약물에 의해 이미 암세포에 들어가 있던 살상 유전자가 활성화되면서 암세포를 죽이는 자살유전자 요법이다.
  이러한 유전자 요법은 현재 난소암, 뇌종양, 전립선암, 두경부암, 백혈병, 대장암의 간내전이암 등에서 임상시험 중이다.
- 암세포에 기존의 항암요법이나 방사선 요법에 보다 잘 반응하게 만드는 유전자를 도입시킴으로써 치료효과를 항진시키는 방법이다.

이상과 같이 분자적 화학요법은 표적화된 항암요법으로 부작용을 줄이고 효율적으로 암세포만 살상 시킬 수 있는 치료방법임에도 불구하고 아직 임상에서 이용하기에 한계가 있다. 왜냐하면 분자적 차원에서 특정 종양의 발병기전이 밝혀져야 하기 때문이다. 암은 매우 복잡한 과정을 거쳐 발생되므로 이에 대한 연구가 더 시급한 실정이다.

3) 체내 면역기능을 높이는 유전적 면역증강요법

유전자 치료에서 직접 암을 공격하는 전략은 사실상 인체에 응용하기에는 여러 장벽이 있다. 왜냐하면 인체의 종양의 발생에 관여하는 여러 유전적 정보 이상을 모두 파악할 수 없기 때문이다. 또한 큰 종양의 경우 어느 정도 까지 양적으로 투여해야 하는 표준화가 어렵고, 무엇보다도 면역반응을 포함한 부작용과 암세포만 특이하게 살상시키기가 용이하지 않다는 점이다.

따라서 이렇게 직접적인 공략보다는 간접적으로 체내 면역기능을 항진시켜 항종양능을 유도함으로써 항암효과를 기대하는 방법으로 최근 들어 이러한 전략을 이용하는 것이 면역유전자요법이다.

간암에서 저하된 면역기능을 여러 면역세포(세포독성 T세포[cytotoxic T cell], NK 세포)들을 이용하거나 수지상 백신^{dendritic cell vaccine} 혹은 DNA 종양백신을 이용하여 항종양 면역반응을 항진 시켜 암세포를 죽이게 하는 방법으로 현재 임상시험 중에 있다.

혈관생성 억제 치료

암의 발생기전에서 암에 영양공급을 해주기 위해서는 신생혈관이 새로 만들어지는데 이러한 신생혈관의 생성을 억제함으로 암을 치료한다는 기전을 갖는 안지오스타틴과 엔도스타틴이 미국에서 개발되어 세계적으로 주목을 받았다. 그러나 아직 간암에 대한 효과는 보고되지 않아 좀더 결과를 기다려봐야 한다.

이상과 같이 간암의 치료법은 매우 다양하게 개발되고 있으며, 향후 여러 가지 바이오 신약들이 개발되면 간암의 생존율을 높일 수 있을 것이다. 하지만 암을 완전히 치료한다는 것은 현대의학으로 아직까지 여러 제한이 있기 때문에 암 예방에 대한 방법을 모색하는 것이 더 중요하겠다.

Point

간암 예방

목표에 따라 1차와 2차 예방으로 나누는데, 1차 예방은 만성 간질환 환자에게 간암이 발생되지 않도록 예방하는 것을 목표로, 2차 예방은 성공적으로 1차 치료를 마친 간암 환자의 재발 예방과 새로운 종양이 생기지 않도록 하는 것을 목표로 한다.

간암에 대한 연구

임상시험에 등록된 신약들은 최소한 전임상에서 안전성이 검증된 약이므로 검증되지 않은 민간요법보다는 안전하다. 일부 암 환자들에게는 새로운 치료법이 새로운 기회가 될 수 있다. 암이 진행되어 수명을 단축시키는 것과 임상시험에 등록하여 새로운 치료를 받아보는 기회를 갖는 것과의 이해 득실을 곰곰이 따져보고 결정할 필요가 있다.

우리나라에서는 현재까지 진행된 간암에 항암 화학요법이 뚜렷한 성과를 거두지 못하는 상황이다. 그러나 일부에서 좀더 과학적이고 체계적인 연구를 위해 임상 연구가 진행 중이다.

5장

간암 환자를 위한 영양

간암 환자의 구체적인 영양 섭취에 관하여

간암 환자의 구체적인 영양 섭취에 관하여

　영양은 암 치료에 중요한 부분을 차지하지만, 간혹 임상 의사들은 이에 대해 소홀해지기 쉽다. 왜냐하면 주로 어떻게 암을 제거하느냐에 관심이 많기 때문에 영양에 대해서는 별로 신경을 못 쓰는 형편이다. 골고루 섭취하라, 편식하지 마라, 기름기를 피하라 등의 상식적인 말을 들을 때마다 환자나 보호자들은 적지 않게 실망스러운 표정을 나타내기도 한다.

　모든 암에서 식이와 영양은 암 환자의 생존율에 적지 않은 영향을 미친다. 식사를 제대로 못하면 체내 면역기능이 전반적으로 약해지고 암에 맞서 싸울 에너지원이 떨어지는 것과 같다.

　암을 적극적으로 치료하려면 체력이 있어야 하므로 임상가나 영양사, 그리고 보호자들은 이에 대한 관심을 기울여야 한다.

　미국암학회에서는 암 환자의 영양 섭취에 대해 아주 구체적인 가이드라인을 제시하는데, 그만큼 영양이 암 환자에게 중요하다는 것을 보여준다.

간암 치료 전의 식이와 영양

환자가 처음 의사에게 간암으로 진단받으면 의사가 여러 가지 치료 계획과 치료 중에 생길 수 있는 부작용들에 대해 설명한다. 이러한 부작용은 치료 방법이나 기간에 따라 차이가 있겠지만, 무엇보다도 환자의 체력 상태가 중요한 관건이 된다.

간암 환자의 대부분이 만성 간질환을 앓고 있어 체력적으로 쇠진한 경우가 많고 복수나 부종이 있는 간경변증 환자들은 식사나 물 섭취가 더 제한되기 때문에 영양상태가 매우 안 좋을 수밖에 없는 실정이다. 그럼에도 불구하고 환자는 치료 전에, 향후 생길 수 있는 영양결핍을 예방하고 암 치료의 부작용을 줄이며 삶의 질을 높이기 위한 충분한 에너지의 비축이 필요하다.

보통 간 기능이 정상인 암 환자들은 암 치료 전에 고열량 식이 요법을 권하지만, 간암 환자에서는 간경변이 심하여 간성혼수의 병력이 있는 경우에는 오히려 단백질이나 지방질의 섭취를 제한해야 한다. 대신에 곡류와 같이 다른 영양식으로 된 고열량 음식을 섭취하는 게 좋다.

간암의 치료에 앞서 우선 긍정적으로 생각하는 것이 필요하다. 치료의 부작용에 대한 지나친 걱정이나 스트레스는 식욕을 떨어뜨리고 결국 영양이 부족한 상태에서 치료를 시작하게 마련이다.

사람의 몸이 제 기능을 다하려면 건전한 식단이 필수적이다. 게다가 암을 앓고 있는 사람에게는 더욱 필요하다. 건강한 식단과 함께 환자의 힘을 유지하고, 몸의 조직이 파괴되는 것으로부터 조직 재생을 도와주고,

감염에 대한 면역력을 키우는 데 도움을 준다. 또한 식사를 잘 하는 사람일수록 치료에 대한 부작용을 줄일 수 있고 많은 독한 약물을 복용하는 사람에게도 견딜 수 있는 체력을 제공하며, 치료 후에 빨리 회복할 수 있는 체력을 제공해준다.

실제로, 어떤 보고에 의하면 항암효과는 충분한 양의 열량과 단백질로 영양이 공급된 사람에게 더 큰 효과를 보인다고 한다.

미국암학회는 암 환자들에게 새로운 음식을 섭취하는 것을 시도하는 데 두려워하지 말라고 충고한다. 일반적으로 간암 환자들이 편식과 간에 해로운 음료나 음식들을 섭취하는 경우를 종종 볼 수 있는데 이는 실제로 건강을 유지하는 데 좋지 않은 습관이다.

간암 환자들은 절대로 술을 마시지 않는 것이 좋다. 왜냐하면 알코올은 병든 간에 독약을 조금씩 뿌리는 것과 같다. 어떤 환자는 진담 반 농담 반으로 "술을 마시면 알코올로 간에 있는 바이러스를 모두 소독해서 죽일 수 있지 않나요?" 하고 묻는 사람도 있다. 하지만 간 내에 분포해 있는 간염 바이러스는 절대로 술에 의해서 절대로 죽지 않으므로 그런 생각은 빨리 버리고 술을 끊도록 한다.

간암 환자들은 가능한 한 고지방 음식, 특히 동물성 고지방의 음식들은 제한하는 것이 좋다. 그리고 저지방식을 취하고 소금에 절이거나, 훈제, 그리고 소금에 처리된 음식은 자제해야 한다.

또한 적당한 체중과 건강을 유지하도록 정기적으로 운동을 하면서 생활하는 것이 필요하다. 운동은 근육량을 유지하고, 힘을 주며, 뼈를 지탱

해주는 근육의 탄력을 유지해주는 데 많은 도움을 준다. 또한 운동은 우울증이나 스트레스 혹은 변비를 줄이는 데 필요하다. 그러므로 만약 현재 아무런 운동을 하지 않는 환자에게는 걷기 등 적당한 운동을 일주일에 다섯 차례 이상, 최소 30분 동안 하는 것을 권장하고 있다.

간암 환자는 체내에 축적 열량을 늘리기 위한 방법으로 첫째, 하루에 세 차례의 과식을 하는 것보다는 자주 조금씩 식사와 간식을 먹는 것이 좋다. 둘째, 배고픔을 느낄 때까지 기다리지 않고 아무 때나 좋아하는 음식을 먹는다. 셋째, 식사와 간식 때마다 고칼로리 음식을 먹도록 한다. 넷째, 식욕을 늘리기 위해 식사 전에 가벼운 운동이나 산책을 한다. 다섯째, 식사를 하며 음료를 마시지 않는다. 음료로 배가 찰 수 있기 때문이다. 여섯째, 가급적 인스턴트 식품은 삼간다.

식욕 장애가 올 때

맛과 냄새에 변화를 느낀다면

오랫동안 간암에 대한 여러 가지 치료를 받아오던 환자들이 간혹 맛을 제대로 못 느끼거나 냄새를 못 맡겠다고 호소하는 경우가 있다. 이런 변화들은 환자의 식욕을 떨어뜨려 건강을 더 악화시킬 수 있기 때문에 원래 섭취하던 것과는 다른 음식을 먹어본다든가 양념 등을 첨가한 음식을 만들어줘야 한다. 또한 환자는 음식의 맛을 개선시키기 위해 입 안 헹구기와 양치를 통하여 입속을 깨끗이 유지한다.

1) 음식이 쓰게 느껴지거나 쇠 맛이 날 때

- 플라스틱 그릇이나 유리 그릇을 써본다.
- 무가당 레몬 사탕이나 껌, 또는 민트 등을 사용해본다.
- 통조림 식품 대신 신선하거나 냉동 과일, 채소들을 사용한다.
- 레몬 껍질, 레몬즙, 열대과일, 식초 등으로 음식을 양념한다. 하지만 만약, 목이 쓰리거나 입이 헐었다면 이 방법을 쓰지 않는다.
- 새로운 맛과 양념으로 음식 맛을 낸다(양파, 마늘, 고춧가루, 바질, 오레가노, 로즈메리, 타라곤, 바비큐 소스, 겨자, 케첩 등의 양념).
- 나쁜 맛을 완화시키기 위해 민트향이 가미되지 않은 치약으로 입을 헹구고 양치한다.
- 상온이나 차가운 온도로 음식을 낸다. 이것은 음식의 맛과 냄새를 견디기 쉽도록 줄일 수 있다.
- 칸달로프, 포도, 오렌지, 수박 등의 과일을 얼려 먹어본다.
- 신선한 과일을 갈아 셰이크나 아이스크림 혹은 떠 먹는 요구르트에 넣어 먹는다.

2) 냄새를 좀더 잘 맡으려면
- 음료의 뚜껑을 덮고 빨대를 통해 마신다.
- 요리할 필요가 없는 음식을 선택한다.
- 어지럽게 널려져 있거나 먼지가 많거나 너무 따뜻한 방에서 먹는 것을 피한다.

변비가 생겼다면

항암제를 투여하는 동안 식사를 못해 대변은 더욱 딱딱해지고, 통증을 줄이기 위해 사용하는 진통제는 장운동을 감소시켜 변비가 악화된다. 이 때는 장을 움직이도록 자극하는 섬유가 많은 음식을 먹도록 하고 수분이 있는 음식을 취하며 적당한 운동이 필요하다. 만일 이것이 제대로 안 되면 변비 치료제를 사용해 대변은 꼭 보도록 해야 한다. 왜냐하면 간경변이 심한 간암 환자는 변비에 의해 간성혼수가 일어날 수 있기 때문이다.

1) 변비를 앓는 환자들에게 도움이 되는 음식 혹은 식생활 습관
- 음식은 매일 같은 시간에 먹도록 한다.
- 규칙적으로 매일 같은 시간에 운동을 하도록 노력한다.
- 복수가 없고 간경변의 증세가 심하지 않는 환자들은 물을 조금 많이 마셔보고, 자두 주스, 따뜻한 주스, 차, 뜨거운 레모네이드를 마신다. 하지만 간경변이 심하여 복수가 차 있는 환자들은 이러한 것을 모두 제한해야 한다.
- 가스를 많이 방출하게 하는 음식이나 음료를 삼간다.
- 음식을 먹는 동안 같이 마시는 공기의 양을 줄이기 위해 음식을 먹는 동안 말하는 것을 삼가고 빨대 없이 음료를 마시고, 껌을 씹거나 탄산음료를 자제한다.
- 섬유소가 많거나 많이 씹히는 음식을 섭취한다. 예를 들면, 곡식 빵이나 시리얼, 과일이나 채소 등이다.

이상과 같이 식생활 습관을 바꾸어보아도 변비 증세가 개선되지 않으면 의사의 처방을 받아 변비약을 사용해보고 그것에도 여의치 않을 경우에는 관장을 시도해본다.

장내 가스를 생성하는 음식

마른 콩류, 아보카도, 브로콜리, 밤, 호두, 우유, 무, 멜론, 시금치, 맥주, 사과, 사과주스, 오이, 옥수수, 생선, 감자, 치즈, 매운 음식, 후추, 파슬리, 아스파라가스 등

장내 가스를 더 생성하는 요인

- 껌을 씹을 때
- 스트로우를 사용할 때
- 변비가 있을 때
- 불충분한 수분 섭취
- 입을 열고 음식을 씹을 때
- 운동을 안 할 때

백혈구 감소에 따른 감염을 예방하기 위한 음식물 취급 시 주의사항

대부분의 항암 화학치료에는 그 부작용으로 백혈구 감소가 따른다. 보통 항암치료 2주 후에는 다시 회복되지만 사람에 따라 더 늦는 경우도 생길 수 있다. 특히 간암 환자들은 대부분 간경변증에 의한 비장이 커져 이로 인한 백혈구나 혈소판이 감소된 상태에서 항암치료를 하고 난 후에는

많이 떨어져 감염에 걸리기가 더 쉬운 상태가 된다. 따라서 음식을 만들거나 취급할 때 음식물이 박테리아에 노출되지 않도록 주의해야 한다.

- 음식을 준비하거나 식사를 하기 전에 반드시 따뜻한 비눗물로 손을 닦아야 한다.
- 도마는 육류와 채소용을 따로 쓰도록 하고 사용 후에는 도마를 잘 소독한다. 소독 방법은 따뜻한 비눗물로 도마를 닦은 후 잘 씻어낸다. 한 스푼의 세제를 4컵의 따뜻한 물에 녹여서 도마에 묻힌 채로 적어도 2분간 놔둔 후에 깨끗하고 뜨거운 물로 행군다.
- 냉동 음식은 오븐에 녹인 후 재빨리 요리한다. 실온에서 절대 녹이지 않도록 한다.
- 남은 음식은 요리 후 두 시간 내에 다 냉동시키고 24시간 내에 다시 꺼내어 먹는다.
- 완전히 요리된 음식만 먹는다. 날로 먹거나 덜 익은 음식은 피한다.
- 날계란 대신에 냉동된 살균 계란으로 요리한다.
- 병으로 나온 물과 음료를 마신다.
- 생야채나, 회, 굴, 조개류, 육회, 반숙계란, 말린 과일, 땅콩, 밤, 호두, 씨앗 종류, 생과일 주스, 멸균되지 않은 생우유, 포도주, 맥주, 아이스크림, 후춧가루, 고춧가루, 꿀 등은 박테리아 감염의 요인이 될 수 있기 때문에 가능한 익힌 음식으로 대치하여 섭취한다.

입맛을 잃었을 때

간암을 치료하는 과정 중에 환자들은 치료 후 1~2주 동안 식사를 제대로 못한다. 약에 의한 구역질 혹은 구토로 혹은 스트레스 등으로 인한 식욕 감퇴 때문이다.

식욕 감퇴는 체중 감소로 이어지고 이것은 쇠약함과 피로를 일으키므로 잘 먹는 습관은 스스로 몸을 다스리는 데 무엇보다 중요하다.

- 식사나 간식을 한두 시간마다 조금씩 한다.
- 식사 중 다량의 음료 섭취를 자제한다.
- 좋은 분위기(음악, 친구, 혹은 텔레비전 시청)에서 즐겁게 식사하도록 노력한다.
- 가능한 한 활동적으로 생활하려고 노력하고 처음에는 운동을 조금씩 하다가 차츰 늘려나간다.
- 고칼로리 간식을 항상 곁에 두고 먹는다.

설사로 고생할 때

항암 치료는 대장에 영향을 미쳐 장운동을 과도하게 항진시키거나 연동운동의 저하를 일으킬 수 있다. 심한 설사는 체중 감소, 탈수, 식욕 부진이나 쇠약함을 일으킬 수 있다. 따라서 설사가 지속되는 환자는 신장

기능 저하나 간성혼수에 빠지지 않는지 주의 깊게 관찰해야 한다.

　다음은 복수가 없는 간암 환자가 설사로 고생할 경우에 주의해야 할 식이법이다.

- 섬유질이 많은 음식(콩, 씨, 곡류, 마른 과일, 생과일, 그리고 야채)은 피한다.
- 튀기거나 기름기 많은 고지방 음식은 피한다.
- 가스를 많이 유발하는 음식이나 탄산음료 등도 피한다.
- 탈수를 방지하기 위해 소금이 포함되어 있는 음료를 마신다.
- 찬물이나 뜨거운 음료를 피하고 상온의 음료를 마시도록 한다.
- 설사가 멈추면 천천히 섬유를 포함한 음식을 먹기 시작한다.
- 음식을 조금씩 자주 먹도록 한다.
- 달고 매운 음식은 피한다.
- 만약 탄산음료를 마시려면 적어도 10분 동안 마개를 열어놓은 다음에 마신다.
- 소금이 많이 첨가된 스프나 국물, 스포츠 드링크, 크래커 등의 음식을 먹는다.
- 칼륨이 많이 첨가된 과일 주스나 과즙, 스포츠 드링크, 껍질 벗긴 감자와 바나나를 먹는다.
- 무가당 껌과 설탕 그리고 알코올 성분이 있는 사탕은 삼간다.

　이상과 같이 주의를 해도 설사가 멈추지 않는다면 의사와 상담하여 수액요법을 받는 등 원인을 찾아 교정하는 치료하도록 한다.

구역질과 구토가 일어날 때

구역질과 구토는 간암 환자가 항암 화학요법을 받고 난 후에 수일간 나타날 수 있다. 이외에 방사선 치료나 마약성 진통제를 주사제로 맞을 때도 구역질과 구토를 호소할 수 있다. 이러한 치료 후에는 의사와 상의하여 증상이 나타나기 시작하면 즉시 진토제나 진정제를 투여하면서 조절할 수 있다. 이때는 음식을 보기가 역겨울 수도 있다. 따라서 이때 억지로 식사를 먹으려 하면 더 증세가 심해질 수 있으므로 환자가 견딜 만큼만 식사하도록 한다.

- 세 끼 식사를 못하면 6회 혹은 8회에 나누어 조금씩 먹어보고 도저히 받지 않으면 수액으로 보충한다.
- 잠에서 깨어난 후나 하루에 몇 시간 간격으로 크래커, 토스트, 시리얼 같은 마른 음식을 먹는다.
- 강한 냄새가 나지 않는 음식을 먹는다.
- 뜨겁고 매운 음식 대신에 냉랭한 음식을 먹는다.
- 너무 과하게 달거나 기름지거나 튀겨지거나 매운 음식은 피한다.
- 식사 후 한 시간 동안은 앉아서 또는 머리를 세운 채로 휴식을 취한다.
- 탈수를 방지하기 위해 투명한 음료를 마신다.
- 부드럽고 소화 잘되는 음식을 먹는다.
- 따뜻한 방이나 음식 냄새가 나는 주방에서 식사를 하지 않는다.

- 입 안을 헹궈내고 식사를 한다.
- 딱딱한 박하사탕 등 신선한 향이 있는 사탕을 빨아먹는다.

치료가 끝난 후의 영양

대부분 간암에 대한 치료가 끝나면 대부분 음식과 관련된 부작용들은 없어진다. 하지만 때때로 식욕부진, 구갈증, 입맛의 변화 혹은 체중 감소는 상당 기간 지속되는 경우도 있다. 퇴원 후에는 가능한 한 다음 치료 때까지 영양상태를 호전시켜 체력을 회복해야 치료를 수월하게 받을 수 있다. 다음은 암 치료 후에 건강 식이요법을 위한 제안이다.

- 주치의에게 현재의 간 기능에 따른 음식의 조절과 제한해야 할 음식 등에 대해 상담한다.
- 영양사와 상담하여 균형 있는 식단을 짜도록 상담한다.
- 다양한 음식들을 선정하여 골고루 섭취한다. 특히 신선한 과일과 채소를 자주 먹는다.
- 간성혼수가 없다면 적당량의 단백질을 섭취하지만 지방질은 줄인다.
- 곡류와 시리얼과 같은 섬유성분이 많은 음식을 먹는다.
- 저지방 우유와 유제품을 먹는다.
- 알코올은 마시지 않아야 한다.
- 비만증 환자는 전체 음식 섭취량을 줄이고 운동량을 늘인다.

Point

간암 환자의 영양

무엇보다 치료에 대한 긍정적인 생각이 필요하다. 그리고 건전한 식단이 필수적이다. 암을 적극적으로 치료하려면 체력이 있어야 하므로 임상가나 영양사, 그리고 보호자들은 이에 대한 관심을 기울여야 한다. 환자는 가능한 고지방 음식을 제한하며, 소금에 절이거나 훈제 음식은 자제하도록 한다.

체내에 축적 열량을 늘리기 위한 방법으로는 첫째, 하루 세 끼의 과식보다는 조금씩 자주 식사와 간식을 먹는 것이 좋다.

둘째, 배고픔을 느낄 때까지 기다리지 않고 아무 때나 좋아하는 음식을 먹는다.

셋째, 식사와 간식 때마다 고칼로리 음식을 먹도록 한다.

넷째, 식욕을 늘리기 위해 식사 전에 가벼운 운동이나 산책을 한다.

다섯째, 식사를 하며 음료를 마시지 않는다.

여섯째, 인스턴트 음식은 삼간다.

부록

간암 환자와 가족들이 흔히 하는 질문

_ 사례를 통해 본 간암에 관련된 질문과 답변

Q 간암이란 어떤 질병인가요?

A 간암이란 일반적으로 간에서 발생한 간세포암종을 말하는 것으로, 간세포에서 생긴 악성세포가 무한정 증식하여 간 전체 또는 간 밖으로

간경변증을 동반한 간암

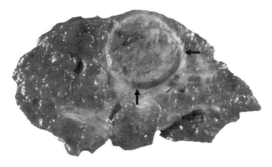

퍼져 생명을 위협하는 악성질환이다. 간암은 원인에 관계없이 간경변증(흔히 간경화라고도 함)이 있는 환자에게 많이 발생하여, 간암 환자들의 70% 이상이 간경변증을 동반한다.

Q 건강 검진에서 간 초음파를 했는데 간에 1개의 종양이 있다는 이야기를 들었습니다. 이제 어떻게 해야 하나요?

A 간에 나타나는 종양은 크게 2군으로 나누어 종양이 있어도 생명에 전혀 지장이 없는 양성종양이 있고, 우리가 흔히 암이라고 부르는 예후가 안 좋은 악성종양이 있다. 양성종양에는 흔히 혈관종, 간낭종, 간선종, 국소성 결절성증식증 등이 있고, 악성종양에는 간세포암종(흔히 간암이라고 함), 담관암, 전이암 등이 있다. 따라서 간 초음파에서 보이는 종양을 보다 정밀하게 검사하기 위해서는 정밀한 검사인 나선형 CT 스캔이나 MRI 촬영과 함께 간암 종양항원인 알파 태아 단백을 검사해보는 게 좋다.

또한 B형 또는 C형 간염 바이러스 검사를 시행하여 바이러스가 간에 존재하는지 확인하는 게 좋다. 만일 혈관종이나 간낭종 같은 양성종양으로 판명나면 굳이 더 이상 검사할 필요는 없고, 1년에 한 번씩 추적 검사 정도만 하면 된다. 그러나 간암이나 악성종양에 합당한 소견을 보인다면 입원하여 조직 검사나 혈관조영술 등으로 확진한 다음, 임상 병기를 평가한 다음 이에 따른 적절한 치료를 받아야 한다.

Q 간암은 어떤 사람에게 많이 발생하나요?

A 간암은 간에 아무런 질환이 없는 사람들에게는 거의 생기지 않는다. 대부분 만성 B형 혹은 C형 간염이나 간경변과 같은 만성 간질환을 갖고 있는 환자에서 발생한다.

간암 환자의 70~80%는 B형 간염 바이러스, 10~15%는 C형 간염 바이러스에 의한 간질환으로 발생하며, 이중 70% 이상이 간경변증이 있다. 그러나 건강보균자로 생각되었던 환자들에게서도 간암이 발생하기 때문에 간암에 대한 감시 검사를 정기적으로 받아야 한다.

Q 간 기능 검사만으로도 간암을 진단할 수 있나요?

A 그렇지 않다. 간 기능을 평가하는 검사는 혈액 내 SGOT와 SGPT, 감마지티피$^{r-GTP}$, 알칼라인 포스파타제$^{alkaline\ phosphatase}$, 빌리루빈^{bilirubin}, 알부민^{albumin} 수치를 측정한다. 간에 염증이 생겨 간세포가 파괴되면 세포에 있던 효소가 핏속으로 흘러나오고, 이를 수치화한 것이 SGOT와 SGTP다. 두 수치는 검사에 사용하는 화학물질에 따라 구분한 것이지만 모두 염증 정도를 나타낸다. 여기서 GOT 효소는 근육이나 다른 장기가 손상받았을 때에도 올라갈 수 있기 때문에 일반적으로 간에서만 나오는 GPT 수치를 더 중요하게 여긴다.

만성간염 환자들은 GOT, GPT 수치가 높아졌다 낮아졌다를 반복하기 때문에 수치에 매우 민감하다. 그러나 이 수치는 현재 세포가 파괴되고 있는지 아닌지를 나타낼 뿐이다. 예를 들어 세포가 이전에 모두 파괴돼 벌써 간경변증이나 간암 단계에 이르렀다면 GOT와 GPT 수치는 정상으로 나온다. 따라서 중요한 점은 수치에 따라 너무 신경쓰지 말고 의사의 종합적 판정을 신뢰해야만 한다.

즉, 간 기능 검사만으로는 간염, 간경변, 간암 여부를 확진할 수 없다. 따라서 간염 환자는 정기적으로 혈액 내 간암 종양항원인 알파 태아단백과와 초음파 또는 간경변이 있을 때는 CT 스캔이나 MRI 검사를 받는 것이 좋다.

Q 간암이 생길 때 느끼는 증상을 알려주세요?

A 간암은 초기에는 아무런 증상도 나타나지 않는 경우가 많다. 간혹, 체중이 감소하거나 오른쪽 위쪽 배의 통증이 있기도 하고 심한 경우 배에 혹이 만져지고 황달이 발생할 수도 있다. 이러한 증상이 발생하는 경우는 대부분 병이 많이 진행하여 치료해도 효과가 별로 없거나 치료가 불가능한 때가 많다. 따라서 간암이 발생할 확률이 높은 만성간염이나 간경변 환자들은 정기적인 검사를 통하여 증상이 없는 조기에 간암을 발견하여 치료하는 것이 가장 중요하다.

Q 간암에 걸리면 6개월밖에 못 산다고 하는데요?

A 절대로 그렇지 않다. 간암의 진행 정도와 환자의 간 기능 상태 그리고 치료의 반응상태에 따라 다르다. 여러 종류의 암들 가운데 완치가 가능한 암이 바로 간암이다. 조기에 발견된 간암의 경우에는 현재 개발된 치료법으로 간암의 공포에서 벗어날 수 있다. 또한 간이식이라는 강력한 무기가 있어 일반적인 국소치료나 항암 화학치료로도 어려울

경우, 병든 간을 모두 제거하고 새로운 간을 심어줄 수 있다.

또한 진행된 간암으로 진단받았더라도 절대 실망할 필요가 없다. 치료율이 1%라고 할지라도 그 치료가 환자에게 잘 맞았다면 환자에게 100% 효과가 있는 치료이기 때문이다. 다음은 그 한 사례다.

사례 이 환자는 57세 여성으로 과거에 B형 간염보균자라는 말은 들었지만 거의 병원에 다니지 않고 있었다. 1998년 2월, 갑작스런 복통으로 지방병원 응급실을 방문하여 CT 스캔을 시행한 결과 간암이 파열되어 복부에 피가 가득 고여 이미 말기암이라는 의사의 말을 듣고, 가족은 이미 실망하여 마음의 준비를 하고 있었지만 혹시나 하는 마음으로 본원 응급실을 찾았다. 환자에게 과다한 출혈로 이미 쇼크 상태에 있어 우선 수혈을 하면서 경도관 동맥색전술로 출혈이 되는 동맥을 찾아 막는 응급 시술을 시행했다.

간 CT 스캔상 간암이 파열된 상태

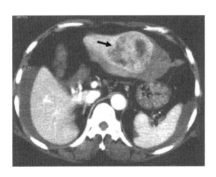

혈관조영술로 파열 간동맥을 찾아
막아주는 경동맥색전술

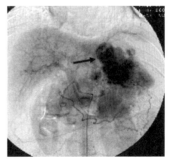

간암 파열 후 성공적인 치료로 8년이 경과된 후의 정상 간 소견

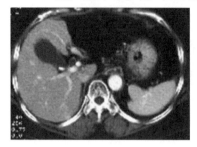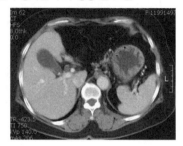

환자는 간암이 파열되어 암세포가 이미 복강 내로 전이되었다고 추정되었으나, 어떤 논문에 의하면 이러한 환자도 간 절제술이 가능하다는 보고가 있어 간 절제술을 시행하고 여덟 차례의 전신 항암 화학요법을 시행했다. 환자는 이후 현재 2006년 2월까지 건강하게 잘 지내고 있다.

만일 이 환자가 진단 당시에 포기했다면 어떻게 되었을까. 아마도 6개월을 넘기기 어려웠을 것이다. 이렇게 진행된 간암이라도 치료가 잘 되면 건강하게 지낼 수 있으므로 너무 빨리 포기하지 않고 적극적으로 치료에 임하는 것이 좋다.

Q 간암이 의심되면 CT, MRI, 혈관조영술, 간암 조직 검사 같은 힘들고 비싼 검사를 꼭 해야 하나요?

A 초음파 검사나 혈청 알파 태아 단백 검사로 간암이 의심되면 CT 스캔, MRI 혹은 혈관조영술 등을 통해 정밀진단을 하고 필요한 경우 조직 검사를 시행한다.

간암의 올바른 치료 방법을 선택하기 위해서는 여러 가지 영상학적 방법을 이용해서 임상적인 병의 상태(임상적 병기)와 간 조직 검사를 시행하여 병리학적 소견(병기)을 정확히 파악해야 한다. 영상학적 검사에서 간암의 크기, 모양, 숫자, 위치, 그리고 주변 혈관의 침범 등을 파악하는 것이 치료에 대한 반응을 평가하는 데 중요하다. 이는 간암의 조직 검사에서 간암의 분화도에 따라 병의 진행, 치료 후 재발, 및 다른 장기로 전이하는 성격이 다르기 때문이다.

Q 간암을 처음 진단받았는데 폐에 전이되었다고 합니다. 어떤 치료방법이 있을까요? 얼마나 더 오래 살 수 있나요?

A 환자의 간암 병기는 간암이 간 이외의 장기로 전이가 되어 있기 때문에 TNM IVb로 가장 심한 상태라고 볼 수 있다. 환자는 치료 없이 지낼 경우 약 3~6개월 정도 살 수 있을 것으로 추정된다. 환자에게 치

간암이 다발성으로 나타나고 폐에 전이된 간암 소견

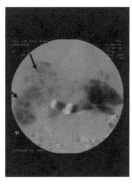 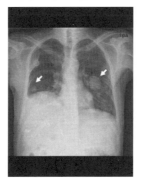

료할 수 있는 방법은 전신 화학요법이나 경도관 간동맥 화학색전술 정도다. 하지만 특별한 사례도 있다. 실제로 경도관 간동맥 화학색전술과 항암 화학요법을 통하여 2년 이상 생존한 사례도 있다. 이 환자는 처음 진단 후 우선 간 내 여러 개의 종양이 있고 폐에도 전이된 간암이 여러 군데 보였다.

이 환자에 대한 치료로는 우선 경도관 화학색전술을 시행했고, 이후 전신 화학요법과 병행하면서 치료했는데 의외로 반응이 좋았고 종양이 생기더라도 치료가 되면서 거의 멈추어 있는 듯한 결과를 보였다. 2년 동안 거의 매달 치료를 받았고 마지막에는 환자의 체력이 너무 떨어져 결국 치료를 중단할 수밖에 없었다. 이때 폐에 전이가 더 심해지면서 결국 호흡부전과 패혈증으로 사망했다. 하지만 이 환자는 항상 긍정적인 자세로 치료에 임하고 치료에 대한 반응이 비교적 좋아 2년까지 생존할 수 있었던 것 같다.

Q 76세 간암 환자로 허리 통증이 있고 다리가 저리면서 걸을 수가 없는데 어떻게 해야 하나요?

A 우선 간암 환자는 간 이외의 장기, 즉 폐, 뼈 그리고 뇌 등에 전이가 되어 있지 않은가를 조사해보는 것이 중요하다. 간암이 척추에 전이된 경우 척추에서 아래로 내려가는 신경뿌리를 누르기 때문에 통증과 함께 다리가 저리고 운동 신경이 마비되어 걷지 못할 수 있다. 하지만 나이 든 노인에게 골다공증이 심하여 척추뼈가 내려앉은 경우에도 신경뿌리가 눌려 유사한 증상이 나타날 수 있다. 따라서 척추 MRI를 시

행하여 암에 의한 것인지 아닌지를 감별하고 간암의 전이에 의해 증상이 나타났다면 방사선 치료로 전이암을 치료해야 통증도 없어지고 걸을 수 있다.

간암이 척추에 전이된어 신경을 압박하고 있는 사진(좌)과
방사선 치료 후 종양이 작아져 신경 압박이 사라짐(우)

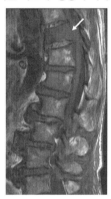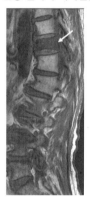

Q 남편이 간암 진단을 받고 3회 색전술을 받고 퇴원했습니다. 아침부터 말이 어눌해지고 머리가 아픈 표정을 짓고 있습니다. 어떻게 해야 하나요?

A 원인으로 우선 간경변증의 합병증으로 오는 간성혼수인지를 먼저 생각해봐야 한다. 왜냐하면 간암 환자의 대부분이 간경변증을 동반하고 있어 간암 치료 후에 간 기능이 저하되면 간성혼수가 올 수 있기 때문이다.

간성혼수상태는 주로 고단백식 음식을 한꺼번에 많이 섭취하였을 때, 변비가 있을 때, 위장관 출혈이 있었을 때, 감염이 되었을 때, 이뇨제를 오랫동안 사용하였을 때 올 수 있다.

환자를 테스트해보는 방법으로는 초등학교 수준의 간단한 계산을 물어보거나 손을 들어 떨림이 있는지를 확인해보면 금방 확인할 수 있다. 이때는 락툴로오스와 글루코오스를 섞은 용액으로 관장을 해보고 그래도 나아지지 않으면 뇌 컴퓨터 촬영이나 MRI 촬영을 해보는 게 좋다. 왜냐하면 간암이 뇌로 전이되면 환자의 의식이 없어지거나 말을 제대로 잇지 못하거나 몸을 추스르지 못하기 때문이다.

다음은 45세 남성 환자의 사례다. 간암을 진단받고 경도관 동맥 화학 색전술과 방사선 치료를 병합하여 치료받은 후 5개월째 두통과 함께 오른쪽 마비가 온 환자로 뇌 컴퓨터 촬영에서 뇌 전이암 소견을 보였다.

간암이 뇌와 두개골에 전이된 모습

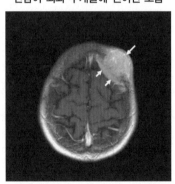

환자는 방사선 치료를 받고 증세가 호전되었으나 완전히 회복되지는 못하고 결국 치료 9개월째 사망했다.

Q 3일 전 간암 치료로 고주파 열치료를 했는데 숨이 차고 열이 나기 시작하네요. 어떻게 해야 하나요?

A 고주파 열치료의 합병증 가운데 암의 위치에 따라 통증이 심할 수 있고, 시술 후에 발열, 출혈, 농양, 장천공 혹은 패혈증 등이 나타날 수 있다. 환자의 경우 폐에 합병증이 왔을 가능성이 있다. 왜냐하면 숨이 찬 것은 폐와 관련되어 있기 때문에 폐렴이나 늑막염 등을 의심해봐야 한다. 진단은 간 초음파와 흉부 X선을 찍어보면 금방 알 수 있다. 만일 폐렴이 왔다면 항생제를 적당하게 투여하면서 치료하면 완치될 수 있다.

다음 환자는 간암 환자로 간암의 위치가 횡경막에 닿을 정도로 가깝게 붙어 있었다. 고주파 열치료를 하고 다음 날부터 열과 함께 늑막삼

고주파 열치료를 한 후 합병증으로 생긴 늑막삼출액

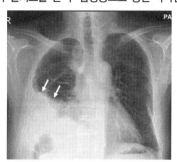

출액이 고이면서 호흡곤란을 겪었던 환자였다.

이후 환자는 늑막삼출액을 뽑아주고 항생제를 쓴 후 일주일 만에 완쾌되어 퇴원했다.

Q 일주일 전에 간암 진단을 받은 후에 매일 술을 마시고 있던 중, 오늘 아침부터 자장면 같은 갈색변을 보고 있습니다. 원인이 무엇일까요?

A 간암은 대부분 간경변증을 동반하고 대부분 간경변의 합병증 가운데 식도 정맥류가 있다. 일반적으로 식도 정맥류는 간경변이 심할 때 간 문맥압이 증가, 발달되어 과식하거나 딱딱한 음식물이 정맥류를 스치면서 자극시킬 때 점막에 염증이 생기거나 술을 먹은 후 구토를 할 때 출혈이 잘 되는 것으로 알려져 있다. 따라서 환자는 식도 정맥류 출혈이나 위출혈 가능성이 있으므로 빨리 응급 내시경을 시행하여 식도

**내시경으로 확인한 식도정맥류 출혈,
마치 분수에서 뿜어나오듯 피가 나오고 있다**

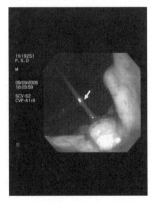

정맥류 출혈이라면 식도정맥류 결찰술로 묶어주고, 위출혈이라면 약물치료나 헤모클립 등으로 지혈을 해야 한다.

다음 사례는 간경변을 동반한 간암 환자다. 수일간 감기약을 복용한 후에 어지러움과 피를 토하면서 응급실로 왔다. 응급내시경을 시행한 결과, 식도 정맥류에서 분수처럼 피가 나오는 것을 확인하고 정맥류 결찰술을 시행했다.

Q 간암을 수술하면 평생 동안 완치 상태로 살 수 있나요?

A 간암에 대한 치료법 가운데 간이식을 제외하고 간 절제술이 가장 완치율이 높은 치료방법으로 인정되고 있다. 하지만 안타깝게도 수술로 간암을 완전히 제거하더라도 모든 사람이 완치되는 것은 아니다. 간암 수술을 한 후 5년이 지나면 32~54%의 환자에게서 재발하는 것으로 보고되고 있다. 하지만 재발한 경우에도 종양의 범위가 크지 않고 남은 간의 기능이 좋다면 재수술이나 다른 국소치료 더 나아가 간이식까지 고려할 수도 있다.

Q 진행된 간암으로 진단받은 환자입니다. 간이식을 받고 싶은데 가능한가요?

A 일반적으로 간암에 대한 치료로 간이식을 할 때는 간 외에 다른 장기에 암이 없어야 한다. 또한 혈관을 침범한 종양이나 3개 이상의 큰 종양들이 여러 군데 보일 때는 간이식을 안 하는 편이 좋다. 왜냐하면 이런 경우 재발률이 매우 높기 때문에 보다 선별된 간암 환자들을 선

택하여 이식하는 것이 좋다.

일반적으로 1개의 간암이 5센티미터 이하거나 3센티미터 이하의 간암이 3개 이하일 때 비교적 안전하게 이식을 할 수 있고, 이때 5년 생존율은 70%로 상당히 높은 편이고 재발률도 15%로 비교적 안전한 편이다.

진행된 간암(좌)으로 치료 후(중) 크기가 줄어들어
간이식(우)을 시행한 환자로 암의 재발 없이 건강하고 지내고 있다

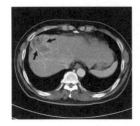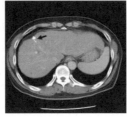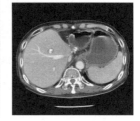

진행성 간암 환자나 보호자들은 무조건 간이식만 하면 다 해결될 거라고 생각하는 분도 많지만 이러한 내용을 잘 이해해 치료에 임해야 한다. 하지만 최근에는 보다 진보된 의학으로 다른 장기에 전이되지 않고 혈관을 침범하지 않은 간암의 경우 크기가 어느 정도 크더라도 국소치료나 경도관 동맥 화학색전술로 크기를 줄인 다음에 간이식을 하는 경우도 있다.

다음 사례는 진행된 간암 환자로, 처음 간암의 크기가 약 10센티미터

정도 되었고 다른 장기에 전이된 소견은 없었다. 이후 환자는 10회의 간동맥 화학요법을 받고 간암 크기가 2센티미터 이하로 줄어 이후 간 이식으로 완치되었다.

Q 간암 수술을 받은 환자입니다. 예방적으로 전신 항암 화학요법을 받아야 하나요?

A 아직까지 간암 수술 후 예방적으로 전신 항암 화학요법이 간암에 재발을 효율적으로 예방한다는 객관적이고 과학적인 증거는 뚜렷이 나와 있지 않다. 하지만 일부 임상에서는 수술 후에 전신 항암 화학요법이 효과적이라고 주장하는 사람도 있다. 앞으로 간암에 보다 효과적인 항암제가 개발된다면 좋은 결과가 나올 가능성도 있다.

Q 간암 치료 후에 완치 판정을 받은 환자입니다. 앞으로 술을 마셔도 되나요?

A 우리나라에서 간암의 3대 원인은 B형 간염 바이러스, C형 간염 바이러스, 그리고 알코올이다. 일반적으로 B형 간염 바이러스, C형 간염 바이러스 환자가 술을 과도하게 마실 때 간암이 발생할 확률은 수백 배가 높다고 보고되어 있다. 따라서 간암 환자가 술을 먹는 행위는 암이 더 빨리 생기라고 조장하는 것과 마찬가지다. 간암 환자는 절대로 술을 마시지 않는 것이 현명한 방법이다.

Q 간암 환자는 회를 먹으면 안 되나요?

A 회와 같은 날음식은 항상 감염의 위험성이 있다. 따라서 누구나 회를 먹은 후 세균에 감염이 되면 설사를 동반한 급성 장염이 올 수 있다. 그러나 간이 정상인 사람들은 이러한 감염이 있어도 2~3일 내에 회복되지만 간 기능이 저하된 간암 환자의 경우 세균 침입에 취약하고 감염이 된 후에도 면역력이 약해서 폐혈증으로 이어지는 경우도 있다. 특히 여름철에 유행하는 비브리오 폐혈증은 간질환을 가진 환자와 같이 면역능이 약한 환자에게는 치사율이 높다. 따라서 가급적 익힌 음식을 주로 섭취하도록 하고, 날음식에 대해서는 주의를 기울여야 한다.

Q 간암 환자에게 특효약이 있다고 선전하는 것을 보았습니다. 먹어도 되나요?

A 누구나 간암을 진단받으면 귀가 얇아져 주변 사람들이 권장하는 검증되지 않은 식물이나, 동물성 식품에 많은 호감을 가지고 먹은 후 간 기능이 악화되어 고생하는 사람들이 많다. 현대의학으로 고칠 수 없는 암을 다른 치료방법으로 고친다는 것은 매우 드물고, 효과가 있더라도 과학적으로 검증되기까지는 인정받기 어려우므로 무조건 맹신하는 것은 금물이다.

최근에는 매스컴이나 잡지에서 너무나 많은 과대광고가 난무하고 있다. 환자나 보호자들은 이러한 광고에 현혹되지 말고, 담당 주치의와 반드시 상의한 후 결정해야 한다. 왜냐하면 다른 암과 달리 간암은

약물의 해독작용을 하는 간 기능이 저하되어 있는 상태이므로 독성
물질이 들어와 간 기능을 더 저해시키면 더 이상 다른 암에 대한 치
료를 할 수 없기 때문에 그만큼 환자에게는 생존율 연장에 영향을 줄
수 있다.

Q 사이버 나이프란 무엇이고 이것으로 간암을 완치시킬 수 있나요?

A 사이버 나이프^{cyberknife}란 외과 수술과는 달리 전신 마취가 필요 없고,
출혈이 동반되는 외과용 칼 등을 사용하지 않으면서 고용량의 방사선
을 정교하게 투여하여 수술과 같은 효과를 내는 방사선 치료 방식이
다. 이러한 방사선 수술 전용 장비로서 사이버 나이프가 개발되었다.
하지만 이것이 완전한 치료 방법은 아니다. 아직까지 연구 중이기 때
문에 다른 치료방법과 비용과 효율면에서 검토가 이루어져야 한다.
하지만 분명 장점은 있다. 즉, 간암세포에 고선량의 방사선을 조사할
수 있고, 주변 간경변 조직에 방사선 조사를 최소화할 수 있는 장점이
있다. 주로 5센티미터 이내의 단일 결절 간암이고 나이가 많은 경우,
문맥을 침습하는 간암인 경우, 치료 후 간 외 단일 전이 등의 경우에
사용하는 것으로 알려져 있다. 단점으로 비용이 비싸고, 간 내 3~4
개의 금침 삽입이 필요하며 한번에 1개의 결절만 치료할 수 있다. 위
장관에 연접한 간세포암의 치료 시에는 장염, 궤양, 또는 천공을 일으
킬 수 있으며 간경변증이 심한 경우 간부전이 일어날 수 있다.

Q 72세 된 환자입니다. 간암을 진단받은 후에 종양이 너무 깊숙이 위치하고 있어 고주파 열치료나 알코올 주입술도 접근이 안 되어 경도관 동맥 화학색전술도 시도해보았습니다. 하지만 약물이 제대로 들어가지 않아 치료가 제대로 되지 않습니다. 게다가 간 기능도 나빠 수술도 불가능하답니다. 다른 치료 방법이 있을까요?

A 간암의 치료에는 다양한 방법이 동원되는데, 간 기능과 종양의 특성에 따라서 치료방법이 결정된다. 환자에 경우에는 방사선 치료의 일종인 사이버나이프 치료를 시도해볼 수 있다. 다음은 색전술을 몇 번 시행해도 종양이 없어지지 않아 사이버 나이프 시술 후에 종양이 사라진 사례다.

간내 소간암을 사이버 나이프로 치료한 사례. 치료 전(좌)과 치료 후(우)

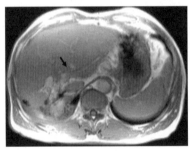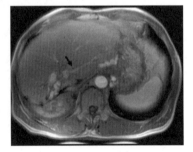

Q 45세 된 간암 환자입니다. 2년 전 간암이 1개 생겨서 고주파 열치료로 완치가 되어 관찰하던 중에 1년 만에 다른 부위에 또 하나가 생겨

서 다시 고주파 열치료를 받았습니다. 그러다가 최근에 1~2센티미터 되는 종양이 3개나 다시 생겼습니다. 어떤 치료가 가장 좋을까요?

A 간암이 재발하는 경우에는 국소치료나 경도관 동맥 화학색전술로도 완치되기가 어렵다. 특히, 나이가 젊을수록 암의 성장속도도 빠르기 때문에 두 번 이상 재발하는 경우에는 간이식을 고려해보는 것이 좋다. 하지만 간이식 공여자가 없는 경우 경도관 동맥 화학색전술로 치료를 하면서 경과를 지켜보는 게 좋다.

Q 복수와 식도 정맥류 출혈이 있던 간경변증 환자인데 이번 CT 스캔에서 2센티미터 크기의 간암이 발견되었습니다. 어떻게 치료하는 게 가장 좋을까요?

A 환자와 같이 간경변증의 합병증으로 복수나 출혈이 있으면 이미 비대상성 간경변으로 넘어간 상태다. 환자는 어느 때든 이러한 합병증이 나타날 수 있으므로 이에 대한 근본 치료로 간이식을 고려하는 것이 좋다. 더욱이 소간암이 발생한 상태이므로 다른 국소치료보다도 간이식을 더 우선적으로 생각해야 한다. 이렇게 하면 간암을 포함한 간경변증을 동시에 완치시킬 수 있으므로 환자는 새생명을 얻는 기회를 가질 수 있다.

Q 간암을 진단받고 주치의에게서 간이식을 권유받았습니다. 하지만 공여자가 없어서 수술을 못 받고 초조하게 공여해주실 분을 기다리는 상태입니다. 최근 중국에 가면 간이식을 쉽게 받는다는데 그 말이 사

실인가요?

A 최근 일부 간경변이나 간암 환자들이 국내에서 간을 제공할 공여자가 없기 때문에 중국으로 가서 이식을 받고 오는 경우를 볼 수 있다. 그러나 이러한 행위는 국가적으로 허용되지 않는 불법 수술이자 의료행위이므로 여러 가지 문제점이 있다.

우선 치료가 잘못되었을 경우 책임소재가 불분명하여 환자들이 많은 애로사항을 겪고, 심지어는 일부 몰지각한 브로커들에게 사기를 당하고 목숨을 잃는 경우도 있다.

최근 중국 정부에서는 외국인에 대한 강력한 규제를 실시하고 있어 앞으로 중국에서의 간이식은 더 어려울 것이다. 가능하면 간암 환자나 간경변증 환자들은 국내에서 이식받을 수 있도록 노력하는 것이 현명한 방법이다.

Q 간암 초기가 지난 환자입니다. 현재 경도관 동맥 화학색전술을 받고 있습니다. 언제까지 받아야 하나요? 간암 치료 후에 완치 판정은 어떻게 하나요?

A 일반적으로 경도관 동맥 화학색전술은 종양의 크기와 진행 정도에 따라 항암제의 선택과 치료기간을 결정한다. 이런 시술 후에 효과 판정은 영상학적으로 CT 스캔이나 MRI와 혈액 검사에서 알파 태아 단백 검사치로 판정한다.

우선 CT 스캔에서 간암의 크기가 줄어들거나 리피오돌이 농축되어 보이고 알파 태아 단백이 정상으로 돌아오면 완전반응으로 판정한다.

만일 영상학적 검사나 알파 태아 단백의 변화가 없으면 치료를 계속하면서 모니터링 해야 한다.

Q 간암 환자도 B형 간염을 치료해야 하나요?

A B형 간염이 활동성으로 변하면 간암 치료에 많은 지장을 준다. 예를 들어, 간효소수치인 SGPT가 150U 이상이면 항암제나 방사선 치료와 같이 면역기능에 영향을 미치는 모든 치료는 주의해야 한다.

간염 바이러스는 체내 면역기능이 저하되면 복제력이 증가되어 간세포를 더 많이 파괴하므로 염증이 심해진다. 따라서 이러한 치료를 하기 전에는 바이러스의 활동성 여부를 파악하고 활동성일 경우 라미부딘이나 아데포비어와 같은 적당한 항바이러스 제제를 사용하면서 간암에 대한 치료를 해야 한다. 하지만 치료를 해도 반응이 없는 경우에는 간부전증으로 사망하는 경우도 있다.

Q 저의 가족은 남편이 간암이라는 사실을 알고 있는데 정작 본인은 아직 잘 모르고 있습니다. 언제 알리는 게 좋을까요?

A 우선 환자의 심리상태를 잘 평가하는 게 중요하다. 어떤 환자는 너무 절망감에 사로잡혀 치료도 생각하지 못하고 방황하기도 하고, 어떤 환자는 담담하게 받아들이며 즉시 치료에 응하는 경우도 있다. 환자의 성격을 잘 보아가면서 의사와 상의하여 적당한 시기에 의사나 가족이 설명하는 게 좋다.

어떤 환자 보호자는 끝까지 모르게 해달라고 부탁하는 사람도 있으나 실제로 그것은 불가능하다. 암은 혼자서 앓는 병이 아니라 가족 모두가 해결해야 할 질환이기 때문이다.

Q 간암 검색을 위한 프로그램을 알려주세요.

A 1. 건강보균자와 만성간염 환자인 경우는 1년에 1~2회 알파 태아 단백 검사와 초음파 검사를 시행한다.

2. 심하지 않은 간경변증 환자인 경우는 1년에 2~4회 알파 태아 단백 검사와 초음파 검사를 시행한다.

3. 심한 간경변증 환자는 1년에 3~4회 알파 태아 단백 검사와 초음파 검사를 시행하고 동시에 1년에 1회 CT를 시행한다.

4. 초음파 검사에서 결절이 발견되었거나, 알파 태아 단백 검사수치가 높거나 증가되는 경우에는 초음파 검사가 정상이라도 CT 촬영을 시행한다. 경우에 따라 MRI 검사가 필요할 수 있다.

Q 간암에 항암효과가 있는 비타민은 어떤 것이 있나요?

A 최근 연구되고 있는 비타민 가운데 간암의 항암효과를 보이는 것은 지용성 비타민인 비타민 K종(vitamin K1, K2, K3, K5)으로 다른 비타민에 비해 실험실이나 동물연구에서 밝혀지고 있으며, 최근 말기 간암 환자를 대상으로 한 임상연구에서도 일부 효과가 있다고 보고되었다. 비타민 K는 소장에서 사는 정상적인 박테리아에서 만들어지는데 체내에서 비타민 K의 주기능은 혈액응고 인자의 합성에 중요한 역할을 한다. 보통 간경변증 환자는 혈액응고인자인 프로트롬빈이 부족하여

혈액응고시간이 지연되어 출혈성 경향이 높아진다. 따라서 간경변증이 심하여 지혈반응검사가 지연되는 환자는 비타민 K를 처방받아 복용한다.

이외에도 최근 이러한 비타민 K가 간암의 항암효과가 밝혀지면서 이에 대한 관심도가 높아지고 있다. 하지만 좀더 다량의 연구에서 검증되어야 한다고 본다. 참고로 비타민 K가 많이 들어 있는 식품으로는 시금치와 같은 푸른잎 채소, 치즈, 식물성기름, 시리얼, 육류 등이다.

Q 비만은 어떻게 간암을 일으키나요?

A 최근 식생활의 개선과 변화로 전 세계적으로 비만증 환자들이 증가하고 있다. 비만은 모든 암의 위험 요인이다. 특히 간암의 경우 비만은 주요 원인인자로 부각되고 있는 실정이다. 우선 비만이 오면 지방간이 생기고 이러한 지방간이 지속되면 염증을 동반하여 비알코올성 지방간염이 되고, 이것이 개선되지 않으면 간경변증으로 진행되어 이후 간암으로 발전할 수 있다. 따라서 비만의 주범인 식생활 습관을 개선시키고 철저한 운동관리로 비만증에서 벗어나야 간질환으로부터 해방될 수 있다.

Q 간암 환자에게 인터페론을 쓰는 이유는 무엇인가요? 인터페론 치료는 간염에나 사용하는 것으로 알고 있는데요.

A 일반적으로 인터페론의 작용은 면역 증강을 통해 항바이러스 작용을 하므로 B형 간염이나 C형 간염에 주로 사용한다. 또한 인터페론은

이외에도 세포 증식 억제 효과를 가지고 있어 항종양효과를 보여 일반 항암제와 병합으로 사용하기도 한다. 그러나 인터페론의 부작용 가운데 혈소판 감소나 백혈구 감소가 있어 이들이 낮은 간암 환자는 더욱 주의해야 한다.

Q 간경변증 환자인데 비장이 부어 있다고 합니다. 왜 그렇죠?

A 만성 간질환이 오면 간문맥으로 들어오는 혈류가 정체되기 시작한다. 간경변은 간용적이 줄고 딱딱해지면 상대적으로 혈류량도 원활하게 흘러 심장으로 들어가지 못한다. 따라서 비장정맥이 간문맥으로 들어가는 것도 장애가 생긴다. 그러면 점차 비장이 커지기 시작하는 것이다.

Q 빈혈로 병원에 갔는데 간이 나쁘다고 합니다. 빈혈과 간이 무슨 연관이 있나요?

A 골수에서 생성된 혈액성분인 적혈구, 백혈구, 혈소판은 체내를 순환하면서 생체활동을 한다. 이러한 혈구들은 평생 동안 사는 게 아니라 일정 수명이 있어 생성과 파괴가 반복되는데 이러한 파괴 장소가 바로 비장이다.

성인의 경우에는 하루 350리터의 혈액이 비장을 통과한다. 적혈구가 모자라면 빈혈이라 하는데 비장은 생성된 지 오래된 적혈구, 비정상적인 백혈구, 정상 혹은 비정상 혈소판 등을 제거 하는 역할을 하는 장기다.

이외에 비장은 면역기능에도 중요한 역할을 하여 바이러스나 박테리아 감염에 방어작용을 한다. 간경변증이 되면 간문맥항진증이 오면서 비장이 점점 커진다. 그러면 적혈구가 더 빨리 파괴되므로 빈혈이 올 수 있다. 이외에도 백혈구 감소나 혈소판 감소가 동반될 수 있다.

Q 간암과 위암이 같이 발견되었습니다. 어떻게 하면 좋을까요?

A 일단 너무 당황하지 말고 차분하게 의사와 상의하도록 한다. 무엇보다도 암이 얼마나 진행되었는가를 알아보는 게 중요하다. 위암이 조기암이라면 수술을 하지 않고 내시경적 시술로 암만 도려내는 방법도 있다. 또한 2개의 암이 국소적으로 위치한다면 동시에 수술하는 방법도 있다.

필자가 시술한 환자의 경우에도 간암과 조기위암이 발견되었는데 위암은 내시경적 점막절제술로 제거했고 간암은 고주파 열치료로 치료했다. 이와 같이 다양한 방법을 통하여 치료할 수 있는 방법이 있기 때문에 전문가와 상담하면서 계획을 세워야 한다.

Q 호스피스란 무엇인가요? 저희도 호스피스 치료를 받을 수 있나요?

A 호스피스란 죽음을 앞둔 말기암 환자와 그의 가족을 사랑으로 돌보는 행위다. 여생 동안 인간으로서의 존엄성과 높은 삶의 질을 유지할 수 있도록 신체적, 정서적, 사회적, 영적인 돌봄을 통해 삶의 마지막 순간을 평안하게 맞이할 수 있도록 하며, 사별 후 가족이 갖는 고통과 슬픔을 잘 극복할 수 있도록 돕는 총체적인 돌봄holistic care을 뜻한다. 즉,

호스피스란 임종자가 죽음을 받아들이고 희망 속에서 가능한 한 편안한 삶을 살도록 하며 삶과 죽음에 대한 총체적인 접근을 의미한다.

간암말기 환자들도 호스피스 치료를 받을 수 있고 일반 병동에서 있는 것보다 좋은 환경에서 생을 마감할 때까지 호스피스 조정가, 의사, 간호사, 정신과 의사, 사목자, 사회사업가, 자원봉사자와 같은 여러 사람들에게서 도움을 받고 평안하게 지낼 수 있다. 특히 말기암 때 나타나는 신체적 고통을 보다 잘 조절할 수 있는 체계가 갖추어져 있어 환자나 보호자들에게 많은 도움이 된다.

간을 사랑하는 방법 10가지(대한간학회)

1. 간에 대해서 관심을 갖고 바로 알고, 필요 시에는 간의 상태를 확인한다.

2. 건전하고 규칙적인 생활로 과로를 피하고, 적절한 운동과 휴식으로 피로를 푼다.

3. 간에 해가 될 수 있는 술은 건전하게 주량 이하로 마시고, 습관적으로 마시지 않는다.

4. 몸에 좋다고 잘 모르는 약을 함부로 남용하지 말고, 필요할 때만 복용한다.

5. 신선한 식품을 균형 있는 식사로 즐겁게 먹는다.

6. 비위생적인 생활습관, 불건전한 성생활, 과음, 과식, 과로를 멀리한다.

7. 병에 걸린 이후의 관리보다 간질환 예방에 더 힘쓴다.

8. 간에 이상이 의심되면 전문가에게 간질환의 원인을 바로 알고 대처한다.

9. 간질환이 있는 경우 잘못된 정보에 현혹되지 말고 전문가에게 검증된

관리를 받는다.

10. 간질환이 있다고 스트레스만 받지 말고 긍정적인 사고로 치유될 수
    있다는 희망을 갖자.

간의 날liver day 행사 소개

'세계 간의 날'이 매년 10월 20일로 지정되었다. 국내에서도 2000년 10월 25일부터 '대한간학회'를 중심으로 간질환에 대한 올바른 이해와 국민건강을 향상시키기 위해 국민 교육과 홍보를 계속하고 있다. 간의 날 행사는 10월 20일이 포함된 그 주 동안 각 지역에 있는 병원을 중심으로 환자와 그 가족을 대상으로 공개강좌를 실시하고, 강동석 콘서트와 간의 날 수기공모, 그리고 선포식 등 다양한 행사를 시행해오고 있다. 간질환을 앓는 환자들은 이에 적극 동참하여 여러 가지 유익한 강의나 궁금한 점들을 의사들과 자유롭게 상의할 수 있는 시간을 가지면 많은 도움이 될 것이다.

http://liverday.thinkhep.co.kr/info/info.asp

어느 신부님의 간암 투병기

2006년 8월 27일 주일, 아주 오랜만에 성당에서 신자들의 큰 박수소리가 들렸습니다. 제가 6월 29일에 간암 수술을 한 뒤 처음으로 설교를 하기 위해 자리에 섰기 때문입니다. 많은 신자들이 제가 그 자리에 선 것에 대해 진심으로 기뻐하고 축하해주었습니다. 저도 감격스럽게 설교를 시작하면서 제가 간암을 극복하고 다시 그 자리에 설 수 있도록 애써주신 윤승규 교수님의 얼굴이 떠올랐고 감사하는 마음이 가득했습니다. 더불어 개개인의 의지와 관심 그리고 의료진에 대한 믿음만 있으면 누구든지 암에서 자유로울 수 있고, 또 극복할 수 있다는 것을 저의 체험을 통해서 나누고 싶습니다.

천주교 신부인 저는 건강을 위해서 가능한 규칙적이고 절제된 생활을 유지하느라 노력했습니다. 특히 혼자서 생활하다 보니 건강에 대해서 관심을 갖지 않을 수 없어 매일 조깅이나 등산을 통해서 건강유지에 신경을 써왔습니다. 그리고 때 맞춰서 기관에서 제공하는 정기검진을 2년에 한 번씩 받으면서 건강을 체크해오던 중, 1993년 정기 검진 소견서에 '간염' 이라는 항목이 나왔습니다.

당시에는 B형 간염의 위험성이나 감염 경로에 대해 홍보가 활발하던 때라서 저도 보균자라는 진단만으로도 바로 강남성모병원 내과를 찾아 진료를 받았습니다. 그리고 담당 교수님을 통해서 GOT, GPT 수치가 다소 높게 나온다(제 기억으로는 200~300사이) 하여 1년간 약을 복용하며 교수님의 지시대로 금주를 철저히 지켰습니다. 사실 간질환에는 여러 가지 이유가 있지만 대부분 알코올이 가장 큰 질환 유발의 이유라는 말을 들었기 때문입니다.

그러던 중에 1995년에 교포사목을 위해서 미국으로 가서 4년간 활동하던 중에 간 전문 클리닉에서 간 검사를 했는데, 어떤 이유에선지 저에게서 간염을 앓았던 어떠한 흔적도 발견할 수 없었고, 제 간이 상당히 양호한 상태라는 진단을 받았습니다. 권위 있다는 병원에서 간에 전혀 이상이 없다는 진단을 받은 후에는 그동안 간염 때문에 철저하게 지켜왔던 금주 상태가 깨어지면서 한두 잔 술을 하게 되었고 급기야 건강에 대한 자신감으로 점점 주량이 늘어가게 되었습니다.

사목활동을 마치고 1997년 후반기에 한국으로 돌아와서 다시 정기검진을 받았는데, 예상대로 더 이상 간염에 대한 소견은 없었고, 단지 지방간 소견이 보인다는 결과만 있었습니다. 제가 생각할 때도 예전과는 달리 무리를 해도 피곤한 적이 없었을 뿐더러 과음을 해도 그 다음 날에 부담이 없었기 때문에 간 기능이 상당히 좋아져서 그럴 것이라고 생각했습니다. 한동안 그나마 가졌던 간 기능에 대한 불안감은 점점 더 사라졌고 이로 인해서 사목활동에 무리를 했을 뿐만 아니라 음주도 약간은 과하다 싶을 만큼 신자들과의 술자리를 마다하지 않았습니다.

2006년 4월, 다시 정기검진 날짜가 잡혀 있었지만, 별일이 없을 거라는 생각에 검진을 받지 않으려고도 했지만─사실 많은 신부님들이 정기검진을 소홀히 합니다. 물론 건강에 자신이 있다는 이유가 가장 많습니다─그래도 제 자신을 위한 검진이니까 받아야 했습니다. 그리고 일주일후에 결과 내용이 우편으로 왔는데, 보통 내용은 관심 없이 소견서만 보는 편인데, 소견서에 주목을 끄는 항목이 있었습니다.

"AFP 수치가 증가했으니 추적검사하시기 바랍니다."

그래서 피 검사 항목을 찾아보니 78 정도의 AFP 수치가 보였습니다. 저는 AFP라는 항목이 무엇인지 궁금해서 인터넷 검색을 해보았더니, 간암과 고환암 그리고 간염 등에서 수치의 변화가 있을 수 있다는 내용이 나왔습니다. 그러나 암인 경우로 볼 수 있는 수치는 500이상의 수치가 대부분이라는 내용도 여러 곳에서 찾을 수 있었기에 대수롭지 않게 생각했습니다. 제가 아는 내과 전문의에게도 전화문의를 했더니 그 정도의 수치는 신경 쓰지 않아도 된다고 해서 안심이 되기도 했습니다. 그러나 10여 년 전에 간 수치가 올라간 적도 있고, 또 이유 없이 암 수치가 올라가지는 않을 것이라는 생각으로 다음 날 바로 강남성모병원에서 암에 관한 한 가장 전문의라는 윤승규 교수님을 추천 받아 진료를 받기 시작했습니다.

윤 교수님께서는 우선 병원을 찾기 전까지 병력에 대해서 소상하게 물어보셨습니다. 가족의 암 병력이든지, 전에 간염을 앓은 적이 있었는지, 혹은 술을 많이 했는지 등에 대해 함께 대화를 나누면서, 저는 한 번도 가족의 병력에 대해서 저 자신과 결부시켜 생각한 적이 없었다는 데 놀라움을 금치 못했습니다.

제가 첫돌이 되기 전에 사망하신 부친의 병명이 암이었다는 사실도 나중에 알았고, 이러한 가족 가운데 병력이 있는 사람들은 상당히 주의 깊게 암에 대해 관찰해야 된다는 내용도 알게 되었습니다. 가족 가운데 암 병력이 있는 경우에는 자신의 현재 건강상태와 상관없이 암에 걸릴 확률이 엄청 높다는 것입니다.

주위에서도 전혀 병색이라고는 찾아볼 수 없이 건강한 체력을 가진 사람들, 그리고 음주도 하지 않는 사람들이 암에 걸리는 경우를 많이 보았습니다. 이것은 아마도 유전적인 결과라고 볼 수 있다고 합니다. 그래서 적어도 6개월에 1회 정도 혈액 검사나 초음파 검사를 해서 외적으로 인지되지 않는 간암의 발병 상태를 더욱 주의 깊게 관찰하지 않으면 낭패를 본다는 것입니다.

아무튼 저에게 중요했던 것은, 혈액 검사를 통해서 드러난 AFP 수치에 대한 해석문제였습니다. 윤 교수님은, 단순한 간염 혹은 바이러스 등에 의해서 수치가 올라간 것인지—대부분 이 정도의 수치는 심각하게 생각하지 않고 석 달 정도 경과를 보는 것이 일반적이라고 함—아니면 간염으로 인해 수치가 상승하는 과정인지를 심도 있게 파악하자고 했습니다.

이번 과정을 통해서 저는 다시 한번 질병에 관한 만큼은 당연히 의사가 전문가라는 생각을 깊이 가지게 되었습니다. 사실 초기에 암을 발견하느냐 그렇지 못하느냐에 따라서 극복의 가능 여부가 결정된다고 말할 수 있을 만큼 가장 중요하다고 볼 수 있기 때문입니다. 그래서 윤 교수님이 그 원인을 다각도로 찾아보자며 제시하신 방법에 동의를 했고 곧바로 CT 촬영을 시작으로 AFP 수치 변화의 원인을 찾기 시작했습니다. 그리고 불행인지 다행인지 CT 촬영 결과로 우측 간 상부에서 종양이 발견되었습니다. 크기는 3센티미터 정도였습니다. 이에 윤 교수님은 제가 건강검진을 통해서 빨리 내과를 방문했기 때문에 초기 종양을 발견할 수 있었다는 데 우선 만족해야 한다며 위로해주셨고, 이 정도는 무리 없이 치료할 수 있다는 자신감을 보여주셨습니다. 하지만 이 종양이 양성인지 악성인지를 보자고 하셨습니다. 그래서 MRI 촬영과 핵의학 검사를 했는데, 기대와는 달리 이것이 단순한 혈관종이 아닌 암이라는 진단을 받았습니다. 그리고 암의 정도를 정확하게 파악하기 위해 PET-CT 촬영을 통해 간 좌엽 상부에 대혈관 가까이 자리하고 있다는 최종 진단을 받았습니다.

암이라는 확진을 받은 후, 이때부터 가족과 지인들은 하나같이 암을 극복하는 여러 가지 방법에 대해 폭포수처럼 쏟아내기 시작했습니다. 대략 다음과 같은 내용입니다.

- 몸에 칼을 대면 암환자들은 다 죽는다.
- 식이요법으로 암을 이겨내야 한다.
- 암에 좋은 버섯류의 특효약이 있으니 먹어야 한다.

그리고 저도 암이라는 진단을 받고서는 표현은 못했지만 불안한 마음에 인터넷을 통해서 간암이 무엇이고, 이에 대처하는 방법이 무엇인지를 알고 싶어서 여러 차례 검색을 해보았지만 대부분 상식적인 수준의 내용이었고 어떤 경우는 비상식적인 내용이었습니다. 사실 인터넷에 있는 대부분의 정보가 초등학생 수준에 머물고 절대로 신뢰해서는 안 될 내용이라는 보고가 있는데 저도 실감하지 않을 수 없었습니다.

신부로서 암 진단을 받았다 해서 불안하게 여러 사람들에게 질문을 할 수 있는 처지도 못 되어 정말 간암 세포가 어떻게 생성되고, 어떻게 진행되고 또 어떻게 극복할 수 있는가에 대해 알고 싶어서 여러 경로를 통해 자료집을 찾아보았습니다. 그러나 일반적으로 받아들일 정보도 없었고 어렵게 찾은 서적도 전문가만을 위한 내용의 수준이어서 제게는 도움이 되지 못했습니다.

지금은 암의 완치율이 높아졌다고는 하지만 암 진단을 받은 사람들의 심정은 좀더 자신이 안고 있는 암의 실체와 현상, 그리고 대처방법에 대해 구체적으로 알고 싶은 것이 사실입니다. 하지만 주변에서 얻을 수 있는 정보라는 것들은 앞에서 언급한 내용들—식이요법, 대체요법, 수술 사망—뿐이었습니다.

무엇보다 그 내용들을 읽어보면 대부분 정상적인 의료진에 의한 치료요법이 아니라는 것입니다. 더 나아가 의료진에 대한 불신을 조장하는 내용들이고, 병원에서 나와야 살 수 있다는 극단적인 내용도 어렵지 않게 접할 수 있었습니다. 그럼에도 불구하고 문제는 이런 정보를 자주 접하고 나면, 살기 위해서 이들이 제시하는 대로 따라야 할 것 같은 생각이 들기도 한다는 데 있습니다. 이렇게 정확한 정보가 없다 보면 환자나 가족은 우왕좌왕하고, 불안한 마음에 쉽게 속설과 민간요법에 쉽게 빠질 수 있습니다.

저는 가능한 한 이런 검증되지 않은 속설들을 피하려고 노력했습니다. 우리가 하느님께 대한 절대적인 믿음 없이는 구원받지 못하는 것처럼, 하느님께서 허락하신 치유자로서의 의료진을 믿지 못하고서는 절대로 치유될 수 없다는 생각으로 모든 것을 윤 교수님께 맡기고 1차로 색전술 치료를 받았습니다.

윤 교수님은 1차 색전술을 마친 후에 정말로 깨끗하게 시술이 잘 되어서 기쁘다고 하셨습니다. 그러나 저는 색전술은 전체적인 암 치료의 출발선이라는 사실을 잘 몰랐기에 이 시술로 암이 사라진 것으로 착각했습니다. 사실 암과의 전쟁은 아주 오랫동안 이어지기 때문에 적극적인 준비 없이 대처하지 않으면 극복하지 못한다고 합니다.

물론 1차 색전술로 암은 모두 괴사했습니다. 뜻밖의 결과였지만 암이 괴사했다고 해서 끝난 것이 결코 아니라는 사실입니다. 암도 사람처럼 생존력이 강해서 스스로 혈관을 만들어 영양분을 공급받을 정도로 사람을 괴롭힌다고 합니다. 그래서 그 혈관을 막아 영양실조로 암세포가 죽게 만들고 항암제를 투여해서 암세포를 괴사시키는 것이지요. 이런 경우 암세포의 크기가 줄어들거나 소멸하는 경우가 있답니다. 그래서 많은 사람들이 이 상태만을 보고 암이 극복되었다고 오산하여 의료진을 떠나서 식이요법이나 대체요법을 시작하는 우를 범하는 경우가 많다고 합니다.

저도《KBS 일요스페셜 '간암전쟁'》이라는 책을 통해서 색전술을 받은 후에는 식이요법으로 암을 완치할 수 있다는 내용에 심각하게 고민한 적이 있습니다. 또한 많은 사람들의 체험 수기로 기록해서 식이요법을 한 사람들은 지금까지 살았고, 이를 안 한 사람들은 사망했다는 내용에 더 심각하게 고민하지 않을 수 없었습니다. 그러나 주치의인 윤 교수님은 절대로 식이요법과 대체요법의 약초나 약물을 금지하라고 했고 저는 그 지시대로 전혀 입에 대지 않았습니다. 이 부분은 암 극복 과정에서 가장 중요하다고 생각합니다.

사람에 따라 어떤 경우에는 효력이 있을 수도 있고 없을 수도 있겠지만, 인간의 생명을 책임 못 질 복불복福不福에 배팅할 만큼 의미가 없는 것이 아니기 때문에 환자들은 확실한 치료법에 의지해야 한다는 것입니다. 그리고 간암의 경우는 간에 부담이 되는 음식물을 절대로 섭취해서는 안 됨에도 불구하고 독성이 강한 독초나 약초 버섯류 때문에 돌이킬 수 없는 실수를 저질러 더 이상 손을 쓸 수 없는 상태로 악화되는 경우가 많다고 합니다. 그래서 중요한 것은 주치의에게 상의하지 않은 약초나 민간 약재는 절대로 복용하지 않아야 한다는 것입니다.

저의 경우도 말씀드린 것처럼 암세포가 괴사했지만 절대로 암에서 자유로워진 것은 아니었습니다. 언제 전이되거나 재발할지 모르는 상황인 것입니다. 그래서 색전술을 하고 한 달이 지난 후에 다시 입원하여 간 상태를 체크했습니다. 대부분의 경우 2차 색전술을 시도하는 반면, 윤 교수님은 저의 간 상태가 간염이나 바이러스가 없고 간경화가 심각하지 않은 상태이기에 확실한 방법인 절제시술을 택하자고 의견을 내놓으셨습니다.

개복을 통한 간 절제시술을 하는 편이 가장 좋다는 의견에, 저는 대뜸 "교수님이 그렇게 판단하셨으면 그렇게 하겠습니다"라고 어떤 의심도 없이 대답했습니다. 주치의에 대한 완전한 신뢰가 있어 결정을 쉽게 할 수 있었습니다. 물론 주치의가 권위나 실력이 있었기에 가능했겠지만, 어떠한 경우라도 주위에 있는 사람들의 여러 가지 의견에 귀를 기울이다 보면 암 극복의 기회를 실기하는 경우가 허다하다고 봅니다. 그리고 그러한 의견들은 환자에 대한 애정을 담아 전달되지만 전문가가 아니기 때문에 절대적으로 신뢰할 수 없고 나중에 책임질 사람도 아니라는 사실입니다.

암이라는 단어는 하나지만 그 종류와 형태는 헤아릴 수 없을 만큼 많습니다. 자신이 지니고 있는 암의 형태와 종류에 따라 그 치료법이 다를 수밖에 없고 그 판단은 주치의 등 의료진만이 할 수 있다는 것을 가장 먼저 믿어야 한다고 봅니다.

이러한 결정을 토대로 외과 김동구 교수님과 더불어 수술 일자를 잡는 과정에서 절대로 수술을 해서는 안 된다는 주위 사람들의 완고한 반대도 있었지만, 저는 수술을 택했습니다. 수술을 할 수 있는 경우가 그리 많지 않다는데, 수술로서 완치를 바라볼 수 있다는 것도 제가 내려진 은총이라고 생각했습니다.

몇 시간에 걸친 간 절제수술을 통해서 저는 일단 간암에서 벗어날 수 있는 행운을 가질 수 있었고, 지금 회복이 빠르게 진행되면서 일상생활도 무리 없이 해나가고 있습니다. 암표지자 수치인 AFP 수치도 2.7 정도로 지극히 정상적입니다. GOT, GPT 수치도 20 정도의 간기능 정상수치를 보이고 있습니다.

수술 후 회복기 동안 무엇이든지 맛있게 식사하고 맵고 짠 음식만 피하라는 지시대로 특별한 식이요법 없이도 정상 회복하는 것으로 볼 때, 암을 제대로 알고 의료진을 신뢰하여 지시대로만 한하면 쉽게 극복할 수 있으리라 봅니다. 무엇보다 중요한 것은 어떻게 암을 극복하느냐보다 암을 초기에 발견할 수 있도록 스스로 관심을 갖고 정기적으로 검진을 하는 습관이 중요하다고 봅니다.

다시 한번 초기 암 발견을 위해서 애써주신 윤승규 교수님과 수술을 잘해주신 김동구 교수님께 감사를 드립니다. 그리고 간암으로 고생하거나 간암으로 의심되는 사람들에게 회복할 수 있도록 도움이 되는, 꼭 필요한 지침서 출간을 진심으로 축하드립니다.

도림동 성당 사제관에서

임상만 신부

한국인의 7대 암 가이드북 시리즈 2

간암 가이드북

초판 1쇄 발행 · 2006년 10월 9일
초판 2쇄 발행 · 2006년 12월 15일

지은이 · 윤승규
펴낸이 · 이종문
펴낸곳 · (주)국일미디어

편집기획 · 김선, 장현숙, 김명효, 이재석, 류명하, 김종원, 이원숙, 김영주, 박귀영
영업마케팅 · 김종진, 오정환, 이병옥
디자인 · 이희욱, 양지현
웹마스터 · 견진수
관리 · 최옥희, 장은미
제작 · 유수경

등록 · 제406-2004-000025호
주소 · 경기도 파주시 교하읍 문발리 파주출판문화정보산업단지 514-6
영업부 · Tel 031)955-6050 | Fax 031)955-6051
편집부 · Tel 031)955-6070 | Fax 031)955-6071

평생전화번호 · 0502-237-9101~3

홈페이지: www.ekugil.com(한글인터넷주소 · 국일미디어, 국일출판사)
E-mail: kugil@ekugil.com

ISBN 89-7425-470-0 (세트)
ISBN 89-7425-472-7 (03510)